Anaesthesiology and Resuscitation
Anaesthesiologie und Wiederbelebung
Anesthésiologie et Réanimation

26

Editores

Prof. Dr. R. Frey, Mainz · Dr. F. Kern, St. Gallen
Prof. Dr. O. Mayrhofer, Wien

R. R. Macintosh und M. Ostlere

Örtliche Betäubung

Kopf und Hals

Mit 145 zum Teil farbigen Abbildungen

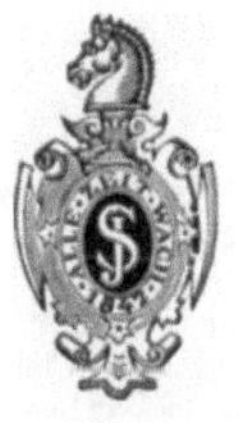

Springer-Verlag Berlin Heidelberg GmbH

Titel der englischen Originalausgabe: Local Analgesia: Head and Neck
E. & S. Livingstone Ltd. Edinburgh and London
Übersetzer: Dr. med. H. Matthes, Köln

Sir Robert R. Macintosh
D. M., F. R. C. S. (Edin.) E., F. F. A. R. C. S., Hon. F. F. A. R. A. C. S.,
M. D. (h. c.), Buenos Aires and Aix-Marseilles, D. Sc., (h. c.), Wales
Emeritus Professor of Anaesthetics
University of Oxford

Mary Ostlere
M. B., M. R. C. P. E., F. F. A. R. C. S.
Research Assistent, Nuffield Department of Anaesthetics
University of Oxford

Illustrationen von Miss M. Beck
1. Deutsche Auflage
der
1. verbesserten Englischen Auflage

ISBN 978-3-662-23214-9 ISBN 978-3-662-25221-5 (eBook)
DOI 10.1007/978-3-662-25221-5

Originally published by Springer-Verlag Berlin Heidelberg New York in 1968.

Titel Nr. 7496

Vorwort zur verbesserten Ausgabe

Wir empfinden dankbar, daß die Nachfrage nach der 1. Ausgabe dieses Buches eine Neuauflage rechtfertigt. Dabei haben wir die Gelegenheit wahrgenommen, einige Korrekturen und geringe Veränderungen vorzunehmen. Text und Bilder sind im wesentlichen die gleichen, da sich weder die Anatomie noch die beschriebenen Methoden zur Nervenblockade verändert haben. Wir hoffen, daß diese Art der Darstellung auch weiterhin einem nützlichen Zweck dienen wird – sowohl für diejenigen, die lokale Analgesie ausüben wollen als auch für jene, deren Hauptaugenmerk auf einer praktischen Kenntnis der Anatomie gerichtet ist.

Nuffield Department of Anaesthetics,
University of Oxford, 1967

R. R. Macintosh
Mary Ostlere

Vorwort

In dieser Monographie beschreiben wir Anaesthesie-Techniken, mit denen wir gute Ergebnisse bei Operationen an Kopf und Hals erzielten. Der Erfolg hängt in großem Maße von der Kenntnis der speziellen Anatomie ab. So war es unser Ziel, diese durch Bilder und Text klar darzustellen, wobei das weggelassen wurde, was sich nicht auf die Sache bezog.

Wir danken an dieser Stelle erem. Professor für Anatomie, John Kirk, Universität London, für die Korrektur, Führung und Hilfe, die wir immer von ihm erhielten. Seine Fachkenntnis, hervorragende klinische Vorstellung und sein unerschöpflicher guter Humor hatten diese Zusammenarbeit ungewöhnlich ergiebig und angenehm gestaltet.

Ermutigt wurden wir durch die gute Aufnahme früher von diesem Institut erschienener Bücher, deren Inhalt größtenteils durch Bilder vermittelt wird. In diesen Büchern hat der Künstler bei der Übertragung von Beschreibungen und Anweisungen – oft kompliziert und sich wiederholend – in klare Bilder, die keinen Zweifel an ihrer Aussage lassen, eine bedeutende Rolle gespielt. Sicherlich bestätigt das Lehren der Technik der Lokalanaesthesie durch Beispiele das chinesische Sprichwort, daß ein Bild tausend Worte wert ist. Jedes der Bilder dieses Buches ist original. Sie sind nach anatomischen Präparaten angefertigt oder Modifikationen von Zeichnungen anderer, um dem Leser zu helfen, mit einem Minimum an

Anstrengung Begriffe, die die Autoren als wichtig ansehen, zu erfassen oder ins Gedächtnis einzuprägen. Mit dieser Zielsetzung konnten wir keine verständigere, talentiertere und fleißigere Kollegin als Miss MARJORIE BECK finden.

Wir sind Herrn Professor W. W. MUSHIN, jetzt an der Universität von Wales, dafür dankbar, daß er unser Interesse für dieses Thema erweckte, als er vor einigen Jahren in Oxford tätig war. Wir danken Mr. COLIN WISHART, B. D. S., F. D. S. und Mr. JAMES MACMILLAN, M. B., D. O. M. S. für die Hilfe bei den Kapiteln über Zahn- bzw. Augenheilkunde.

Nuffield Department of Anaesthetics,
University of Oxford, 1955

R. R. MACINTOSH
MARY OSTLERE

Inhaltsverzeichnis

Anatomie

Technik

---

* Definition der Begriffe Analgesie und Anaesthesie „Örtliche Betäubung: Plexus brachialis“ S. VI.

Inhaltsverzeichnis

Kapitel I

Der Nervus trigeminus

Dieser Nerv ist im Bereich des Gesichtes und Kopfes weit verzweigt. Die sensiblen Fasern haben ihre Zellen im Ganglion Nervi trigemini, das innerhalb der Dura (Cavum Meckeli) in der mittleren Schädelgrube über der Spitze der Pars petrosa des Os temporale liegt.

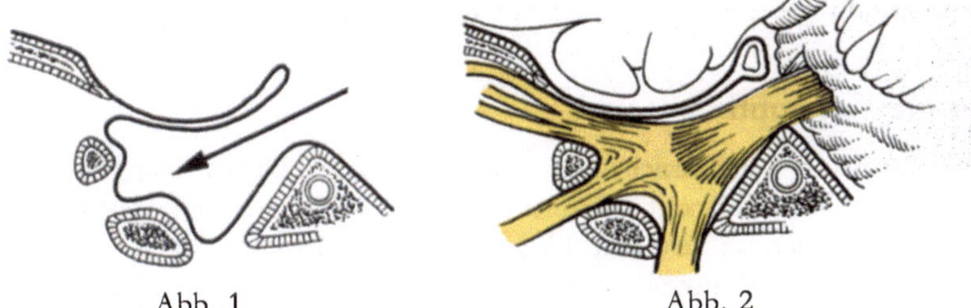

Abb. 1 Abb. 2

Abb. 1. Das Diagramm zeigt die Bildung des Cavum nervi trigemini durch eine Ausstülpung der inneren Schicht der Dura

Abb. 2. Das Ganglion nervi trigemini und seine Aufteilungen in Beziehung zu den zwei Schichten der Dura

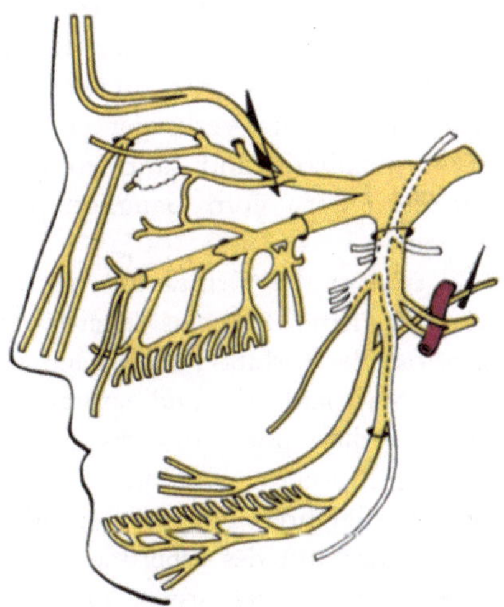

Abb. 3. Schematische Darstellung der Verteilung des Nervus trigeminus. Der Verlauf der motorischen Fasern ist nicht gefärbt

Das Ganglion Nervi trigemini stülpt die innere Schicht der Dura aus, um das Cavum trigemini zu bilden, das theoretisch eine Fortsetzung des Subarachnoidal-Raumes ist. Wenn die drei Äste ihre zugehörigen Foramina verlassen, verbindet sich die innere Schicht der Dura kontinuierlich mit ihrem Epineurium. An den Grenzen der Foramina gehen die Außenschichten der Dura in das Periost des Schädels über.

Die zentralen Fortsätze dieser Zellen bilden die sensible Wurzel des Nerven und treten auf ihrem Wege in die Pons zu einem ausgedehnten sensiblen Kern im Hirnstamm ein. Die peripheren Fortsätze bilden den größten Teil der Trifurkation des Nerven. Die motorische Wurzel entspringt in der Pons und verläuft unmittelbar neben, aber getrennt von der sensiblen Wurzel und dem Ganglion Nervi trigemini. Im Cavum trigemini verläuft sie inferior zum Ganglion und verbindet sich unmittelbar oberhalb des Foramen ovale mit dem Nervus mandibularis.

Der Nervus ophthalmicus

Der Nervus ophthalmicus oder erste Ast des Nervus trigeminus ist rein sensibel. Er versorgt den Augapfel, die Tränendrüsen, das Oberlid und die Conjunctiva; die Haut der Nase, Stirn und Kopfhaut; die Schleimhäute der Sinus ethmoidalis und frontalis und des anterioren Teiles der lateralen Wand der Nasenhöhle und des Septums.

Noch innerhalb der Schädelhöhle teilt sich dieser Nerv in drei Äste auf – *lacrimalis*, *frontalis* und *nasociliaris* –, die durch die Fissura orbitalis superioris in die Augenhöhle eintreten.

Der *Nervus lacrimalis* tritt durch den lateralen Teil der Fissur in die Orbita ein und verläßt sie unter dem lateralen Rand des Supraorbitalbogens, um die Haut und Conjunctiva des lateralen Teiles des Oberlides zu versorgen. Innerhalb der Orbita verbindet er sich mit dem Ramus zygomaticus des Nervus maxillaris und führt so postganglionäre parasympathische sekretorische Fasern vom Ganglion pterygopalatinum zur Glandula lacrimalis (S. 38).

Der *Nervus frontalis* tritt in die Orbita oberhalb der Augenmuskeln ein und verläuft zwischen dem Musculus levator palpeprae superioris und der Periorbita (Periost der Orbita-Wand) nach vorn. In der Orbita teilt er sich in Rami supratrochlearis und supraorbitalis. Der Nervus supratrochlearis verläuft medial- und vorwärts und verläßt die Orbita oberhalb der Trochlea des Musculus obliquus superioris (indem er den Supraorbitalbogen einen Finger breit von der Mittellinie kreuzt), um die Haut über dem medialen Abschnitt des Oberlides und des unteren Teiles der Stirn nahe der Mittellinie zu versorgen. Der Ramus supraorbitalis verläßt die Orbita durch die Incisura supraorbitalis (oder Foramen) am Supraorbitalrand (zwei Finger breit von der Mittellinie entfernt); er

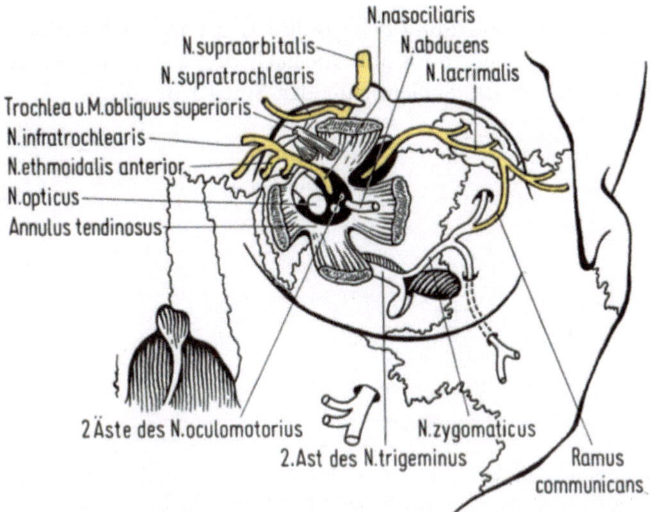

Abb. 4. Die Äste des Nervus ophthalmicus (farbig) in der Orbita. Der Nervus nasociliaris tritt durch den Annulus tendinosus ein; sein Ramus infratrochlearis verläuft nach vorn unter der Trochlea, bevor er die Orbita verläßt. Der Nervus frontalis verläuft vorwärts außerhalb der Augenmuskeln direkt unter dem Dach der Orbita und teilt sich in seine Rami supratrochlearis und supraorbitalis auf. Der Nervus lacrimalis zieht an der lateralen Wand der Orbita außerhalb des Muskelkegels entlang. Er enthält einen Verbindungsast vom Ramus zygomaticus des Nervus maxillaris, der die Glandula lacrimalis versorgt und in der Haut und Conjunctiva des Oberlides endigt

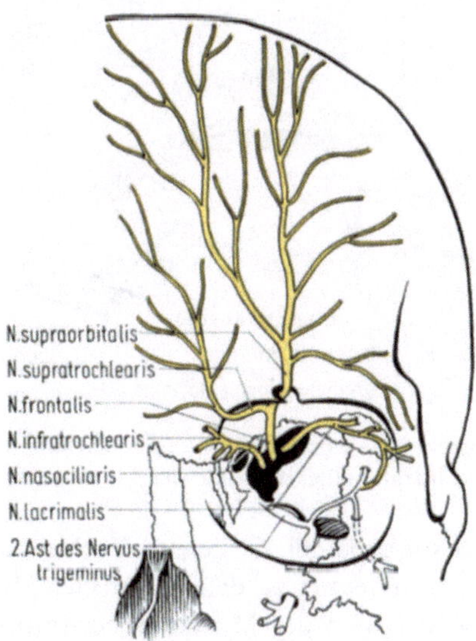

Abb. 5. Vergleiche mit Abb. 4. Hier sind der Annulus tendinosus und die an ihm befestigten Muskeln entfernt

beteiligt sich an der Versorgung der Conjunctiva und der Haut des Oberlides und innerviert Stirn- und Kopfhaut nach rückwärts bis zum Scheitel. Außerdem versorgt er die Schleimhaut des Sinus frontalis.

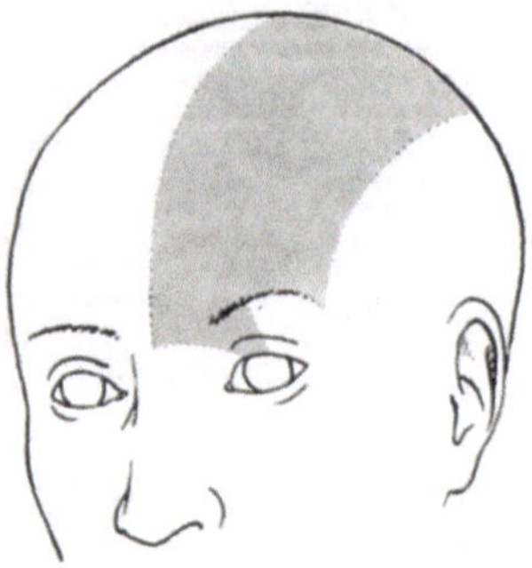

Abb. 6. Die oberflächliche Verteilung des Nervus frontalis. Der schraffierte Bezirk zeigt den Teil des Schädels, der in Abb. 7 entfernt ist

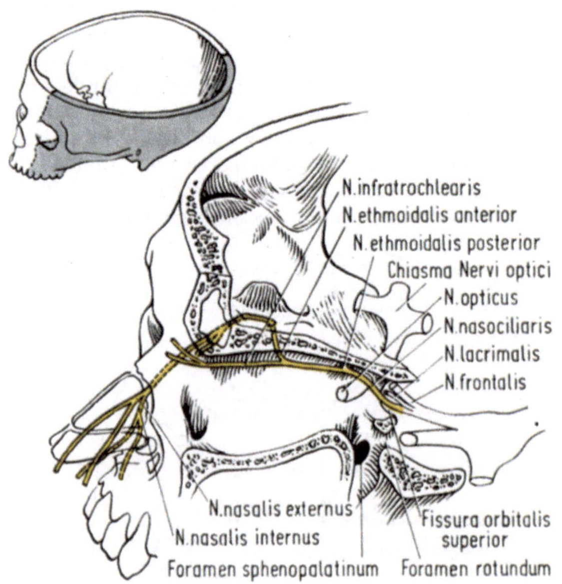

Abb. 7. Dieser Schrägschnitt des Schädels zeigt Verlauf und Verteilung der ethmoidalen und infratrochlearen Äste des Nervus nasociliaris

Im Bereich der Crista superciliaris liegen der Nervus supratrochlearis und der Nervus supraorbitalis tief zu den Fasern des Musculus orbicularis oculi und dem frontalen Bauch des Musculus occipitofrontalis.

Der *Nervus nasociliaris* tritt durch den medialen und inferioren Teil der Fissura orbitalis superior in die Orbita ein, wo er innerhalb des Annulus

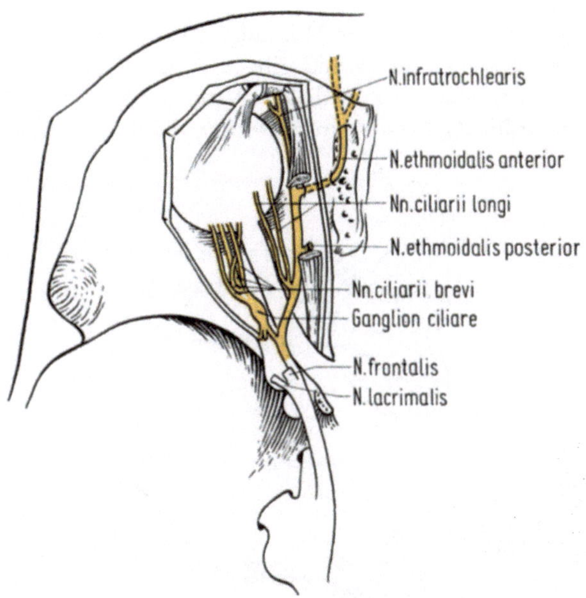

Abb. 8. Der Nervus nasociliaris und seine Äste in Aufsicht. Eine Wurzel wird zum Ganglion ciliare und weiter vorn werden die Nervi ciliarii longi abgegeben. Im Bereich der medialen Wand der Orbita gibt der Nervus nasociliaris die Nervi ethmoidales anteriores und posteriores ab und setzt sich nach vorn als Nervus infratrochlearis fort. Der Nervus ethmoidalis anterior kreuzt das Dach der Cellulae ethmoidales, läuft vorwärts in der Fossa cranii anterior und gelangt am vorderen Ende der Lamina cribriformis in die Nase

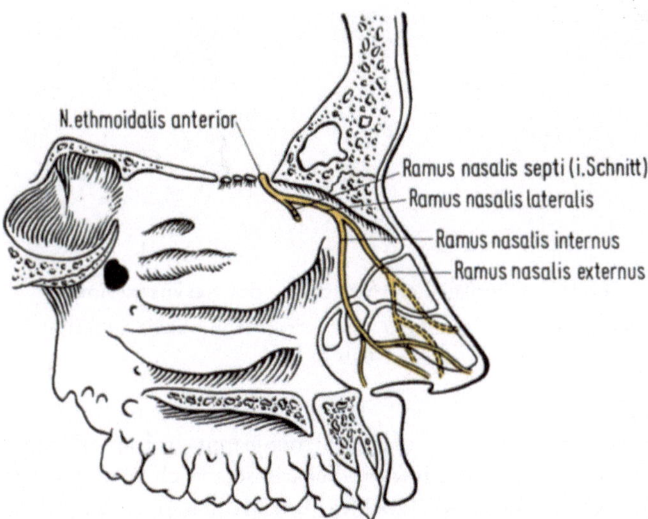

Abb. 9. Verteilung des Nervus ethmoidalis anterior innerhalb der Nase. Ramus nasalis lateralis. Vergleiche mit Abb. 10

tendinosus, der der Ursprung der Musculi recti ist, liegt. Er kreuzt nach medial über den Nervus opticus und gibt Äste zum Ganglion ciliare und Auge ab. Beim Erreichen der medialen Wand der Orbita gibt er einen posterioren ethmoidalen Ast zu den posterioren Cellulae ethmoidales und

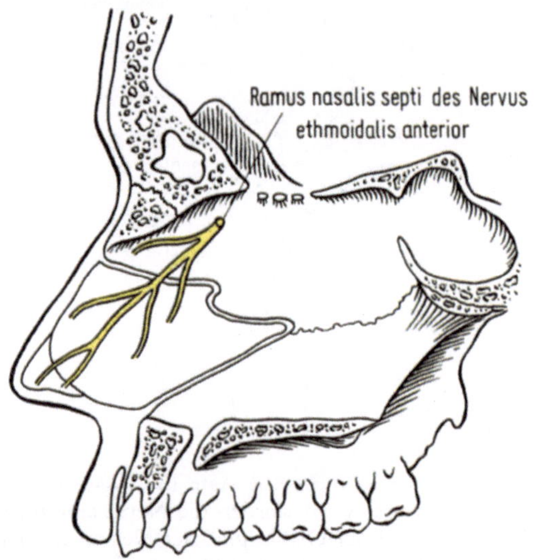

Abb. 10. Verteilung des Nervus ethmoidalis anterior innerhalb der Nase. Ramus nasalis septi. Vergleiche Abb. 9

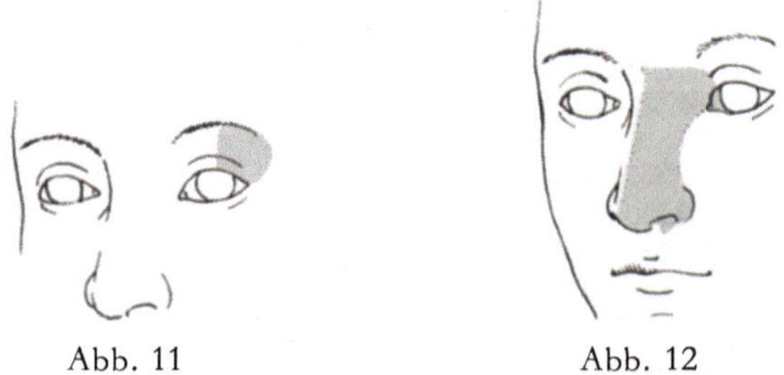

Abb. 11 Abb. 12

Abb. 11. Oberflächliche Verteilung des Nervus lacrimalis

Abb. 12. Oberflächliche Verteilung der Nervi ethmoidalis anterior und infratrochlearis

zum Sinus sphenoidalis ab und teilt sich weiter vorn, ungefähr 2,5 cm vom Orbitalrand entfernt, in die infratrochlearen und anterioren ethmoidalen Äste auf. Der Nervus infratrochlearis setzt sich nach vorn fort und verläßt die Orbita unter der Trochlea, um Haut und Conjunctiva im Bereich des inneren Augenwinkels, den Tränensack und die Haut des oberen Teiles der Nasenseite zu versorgen. Der Nervus ethmoidalis anterior verläßt die Orbita durch das Foramen ethmoidale anterius ungefähr 2 cm vom Orbitalrand entfernt und wendet sich nach medial über das Dach der Cellulae ethmoidales anteriores, die er versorgt. Der Nerv tritt dann in die Fossa cranii anterior am lateralen Rand der Lamina cribriformis ein, läuft unter der Dura nach vorn und verläßt den Hirnschädel durch einen Schlitz im vorderen Anteil der Lamina cribriformis, um in die Nase einzutreten. Innerhalb der Nase teilen sich die Nerven in Rami nasales septi und lateralis, die den anterioren Teil des Septums und einen entsprechenden Abschnitt der lateralen Wand der Nase versorgen. Der mediale Ast endigt mit der Innervation der Columnella und der Nasenspitze. Der laterale Ast verläßt die Nasenhöhle zwischen dem Os nasale und dem Cartilago nasi superior, um einen Hautbezirk der Nasenseite zu versorgen.

Der Nervus maxillaris

Der Nervus maxillaris oder 2. Ast ist ebenfalls rein sensibel. Er versorgt die Haut der Oberlippe, die Seitenfläche der Nase, das Unterlid und die Regio zygomatica; das Periost der Maxilla und die Zähne des Oberkiefers; die Schleimhaut des Sinus maxillaris, den weichen und harten Gaumen und den Teil der Nasenhöhle, der nicht vom Nervus ethmoidalis anterior versorgt wird.

Der Nerv verläßt die Schädelhöhle durch das Foramen rotundum, kreuzt den oberen Teil der Fissura pterygomaxillaris und tritt durch die Fissura infraorbitalis in die Orbita ein. Er zieht weiter am Boden der Orbita als *Nervus infraorbitalis* vorwärts und abwärts durch Sulcus, Canalis und Foramen infraorbitale und erreicht das Gesicht etwa 1,5 cm unterhalb der Mitte des Margo infraorbitalis.

Das *Ganglion pterygopalatinum* liegt tief in der Fossa pterygopalatina im oberen Anteil der Fissura pterygomaxillaris und ist an zwei Wurzeln vom Hauptnervenstamm aufgehängt. Es liegt unmittelbar lateral vom Foramen sphenopalatinum, das in die Nasenhöhle am oberen Ende des Meatus nasi superior führt (Abb. 15). Dieses Ganglion ist die Schaltstelle für die parasympathischen sekretomotorischen Fasern, die der Nervus maxillaris vom Nervus facialis über den Nervus petrosus maior und den Nervus canalis pterygoidei erhält (S. 38). Durch dieses parasympathische Ganglion (oder über seine Oberfläche) verlaufen sensible Fasern des Nervus maxillaris zur Nasenhöhle, zum Gaumen und Nasenrachenraum.

Äste, die durch das Ganglion pterygopalatinum laufen

Die Nervi palatini majores und minores ziehen senkrecht durch die Canales majores und minores zur lateralen Wand der Nase und verlaufen durch die entsprechenden Foramina im harten Gaumen, um in die Mundhöhle medial der letzten oberen Molaren einzutreten. Der Nervus palatinus major

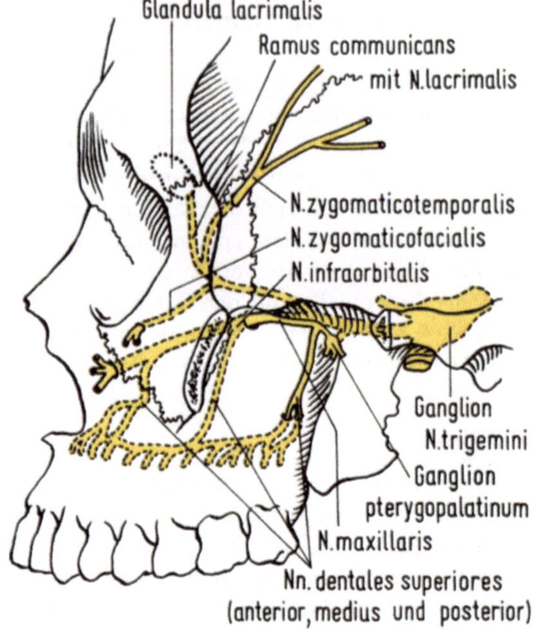

Abb. 13. Verteilung des Nervus maxillaris des Nervus trigeminus mit Ausnahme der Äste des Ganglion pterygopalatinum. Seitenansicht

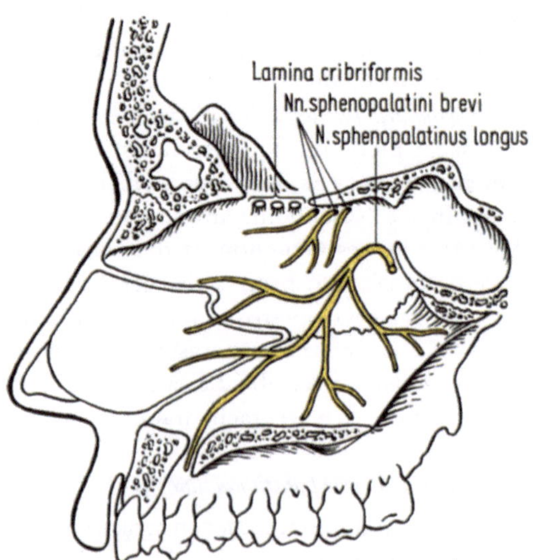

Abb. 14. Äste des Nervus maxillaris, die mit dem Ganglion pterygopalatinum verbunden sind. Mediale Wand der Nase. Vergleiche mit Abb. 15

zieht nach vorn und versorgt den größten Teil des harten Gaumens und die palatinale Seite des Alveolarrandes, wo er sich im Bereich der Schneidezähne mit dem Versorgungsbezirk des Nervus pterygopalatinus überdeckt. Die nasalen Äste des Nervus palatinus major dringen durch die mediale Wand des Canalis palatinus major und versorgen die Schleimhaut über der Concha nasalis inferior und den Meatus nasi medius und inferior. Die Nervi palatini minores, gewöhnlich zwei, kommen aus getrennten Foramina heraus, ziehen rückwärts und abwärts, um den weichen Gaumen und die Tonsillarregion zu versorgen (Abb. 15).

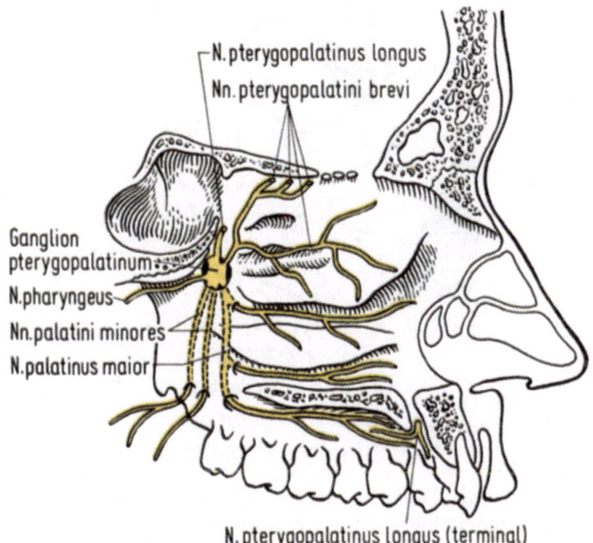

Abb. 15. Äste des Nervus maxillaris, die mit dem Ganglion pterygopalatinum verbunden sind. Seitliche Wand der Nase und des Gaumens. Vergleiche mit Abb. 14

Der *Nervus pterygopalatinus longus* zieht medial durch das Foramen sphenopalatinum, läuft im Bogen über das Dach der Nase und am Septum abwärts und vorwärts unter reichlicher Versorgung dieser Gewebe. Er erreicht dann den Nasenboden und zieht durch den Canalis incisivus, um den anterioren Teil des harten Gaumens und den Alveolarrand im Bereich der Schneidezähne zu innervieren.

Die *Nervi pterygopalatini brevi* treten in die Nase durch das Foramen sphenopalatinum ein und laufen nach vorn, um die Schleimhaut über dem posterioren Abschnitt der Conchae nasalis superior und medialis zu versorgen. Sie vervollständigen auch die Innervation des Septums und des Nasendaches (hauptsächlich vom Nervus ethmoidalis anterior und den Nervi pterygopalatini longi versorgt), dadurch, daß sie Nervenäste zu der Schleimhaut des posterosuperioren Teiles der Nasenhöhle abgeben.

Der *pharyngeale* Ast geht medial durch das Foramen sphenopalatinum und dann rückwärts am Nasendach, um sich an der Versorgung der Schleimhaut des Nasopharynx zu beteiligen.

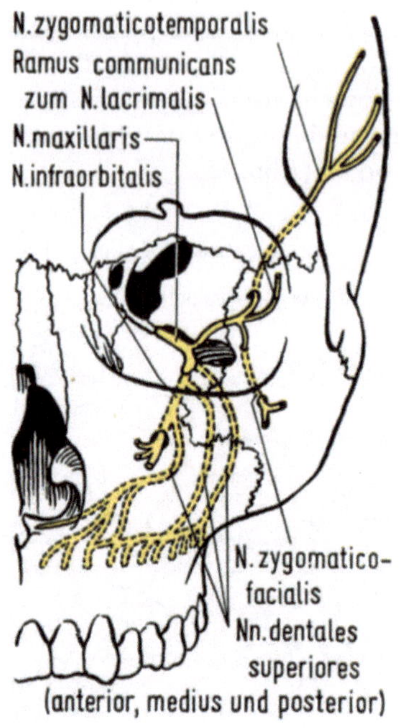

Abb. 16. Der Ramus maxillaris des Nervus trigeminus, ausgenommen die Äste des Ganglion pterygopalatinum. Ansicht von vorn. Man sieht, daß trotz der oberflächlichen Lage des ersten Abschnittes des Nervus dentalis superior posterior er in dieser frontalen Abbildung durch den Processus zygomaticus maxillae verdeckt ist. Deshalb wird er hier durch punktierte Linie, wie im unteren Abschnitt, wo er tief im Knochen liegt, dargestellt (siehe Abb. 13)

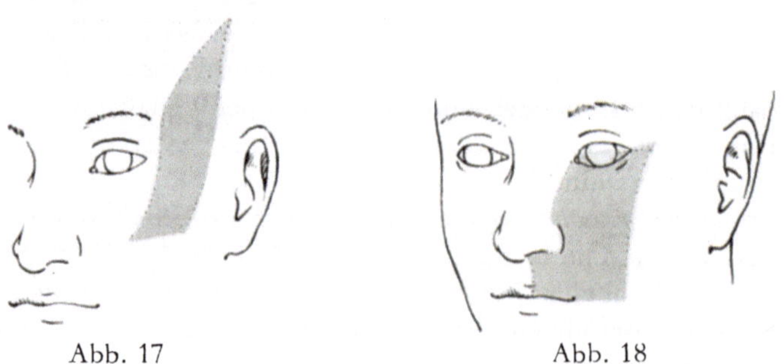

Abb. 17 Abb. 18

Abb. 17. Oberflächliche Verteilung der Rami zygomatici des Nervus maxillaris

Abb. 18. Oberflächliche Verteilung der terminalen Äste des Nervus infraorbitalis

Alle oben genannten Äste versorgen die Nasenhöhle, den Gaumen und den Nasenrachenraum sensibel. Zusätzlich führen sie postganglionäre, sekretomotorische Fasern vom Ganglion pterygopalatinum zu den Schleimhautdrüsen der gleichen Bezirke mit sich (S. 38).

Äste direkt vom Stamm

Der Ramus *zygomaticus* geht in der Fissura pterygomaxillaris ab. Er tritt in die Orbita durch das anteriore Ende der Fissura orbitalis inferior ein, verläuft nach vorn und abwärts an der lateralen Wand und teilt sich in die Rami zygomatico-facialis und zygomatico-temporalis auf. Diese verlassen

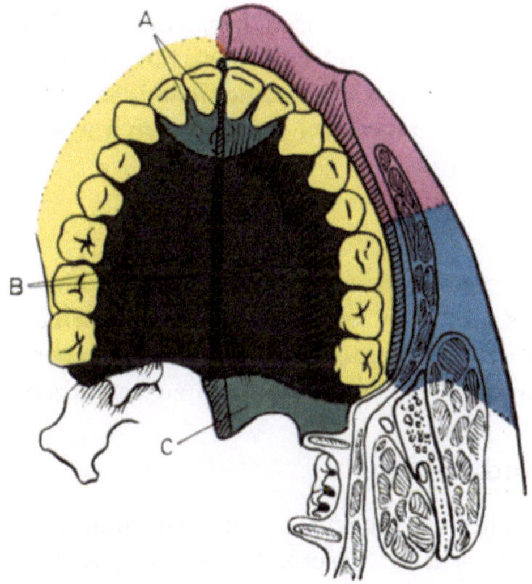

Abb. 19. Sensible Versorgung des Oberkiefers, einschließlich Gaumen, Zähne, Zahnfleisch, Lippe, Vestibulum und Wange. Auf der rechten Seite dieses Ausschnittes sind die Weichteile entfernt

Blau. Bezirk der Wange der vom *Ramus buccalis longus des Nervus mandibularis* versorgt wird (siehe S. 12). Der übrige Teil wird von Ästen des Nervus maxillaris versorgt.

Rot. Der Bezirk von Lippe und Wange, der von Ästen des *Nervus infraorbitalis* nach Verlassen des Foramen infraorbitale innerviert wird.

Gelb. Die nervöse Versorgung der Zähne und des äußeren knöchernen Alveolarrandes zusammen mit der vollständigen buccalen Seite des Gaumens erfolgt durch die *Nervi dentales superiores*.

Grün. Der harte (sowohl Knochen wie Weichteile, einschließlich des ganzen palatinalen Zahnfleisches) und weiche Gaumen werden von Ästen des Nervus maxillaris über das Ganglion pterygopalatinum versorgt.

A, Nervus *pterygopalatinus longus*
B, Nervus *palatinus major*
C, Nervi *palatini minores*

die Orbita durch feine Kanäle im Os zygomaticum, um die Haut dieser Region zu versorgen (Abb. 17). In der Orbita gibt der Hauptast des Nervus zygomaticus eine Schleife zum Nervus lacrimalis ab und leitet so postganglionäre sekretomotorische Fasern vom Ganglion pterygopalatinum zur Glandula lacrimalis (S. 38).

Die *Nervi dentales posteriores superiores* entspringen in der Fissura pterygomaxillaris und laufen lateral und abwärts über die posterolaterale Fläche der Maxilla und dringen an verschiedenen Punkten in den Knochen ein, um die oberen Molaren und den buccalen Alveolarrand zu versorgen.

Die *Nervi dentales mediales und anteriores superiores* entspringen im Canalis infraorbitalis und ziehen in der lateralen und anterioren Wand des Antrum maxillae zu den oberen Praemolaren, Eckzähnen, Schneidezähnen und entsprechend zum buccalen Alveolarrand. Der anteriore Nerv versorgt auch den vorderen Abschnitt des Nasenhöhlenbodens (Abb. 16).

Alle Nervi dentales superiores beteiligen sich an der Versorgung der Schleimhaut des Antrums.

Terminale Äste

Der Nervus infraorbitalis teilt sich unter dem Musculus orbicularis oculi und labii superioris, um das Unterlid und die zugehörige Conjunctiva, die Haut der Nasenseite, Wange und Oberlippe und einen entsprechenden Bezirk der Schleimhaut des Vestibulum oris zu versorgen.

Der Nervus mandibularis

Dieser Nerv enthält, im Gegensatz zu den anderen beiden, sowohl motorische wie auch sensible Fasern. Er kommt aus dem Foramen ovale unmittelbar hinter dem oberen Ende des hinteren Randes der Lamina pterygoidea lateralis heraus. Hier wird er oberflächlich vom Musculus pterygoideus lateralis bedeckt und in seinem tiefen Abschnitt durch den Musculus tensor veli palatini von der Tuba auditiva getrennt (Abb. 20). An diesem Punkt ist das Ganglion oticum (S. 39) in die Tiefe des Nervenstammes eingebettet.

Der Hauptstamm dieses Nerven gibt unmittelbar Äste (Abb. 3) zu den Musculi pterygoideus medialis, tensor veli palatini und tensor tympani ab und teilt sich dann in anteriore und posteriore Äste auf.

Der ANTERIORE AST, hauptsächlich motorisch, innerviert die Musculi temporalis, masseter und pterygoideus lateralis. Sein einziger sensibler Ast, der *Nervus buccalis longus*, verläuft lateral zwischen den zwei Köpfen des Musculus pterygoideus lateralis und zieht nun weiter abwärts und vorwärts tief zum Processus coronoideus und dem Ansatz des Musculus temporalis. Er tritt in die Wange an der anterioren Grenze des Ramus mandibulae ein und läuft vorwärts auf der lateralen Fläche des Musculus buccinator, wo er oberflächlich vom Ductus parotidicus gekreuzt wird; er versorgt die darüberliegende Haut, und seine terminalen Fasern durchdringen den Muskel, um die Schleimhaut der Wange und das Zahnfleisch gegenüber der Molaren der Mandibula zu erreichen.

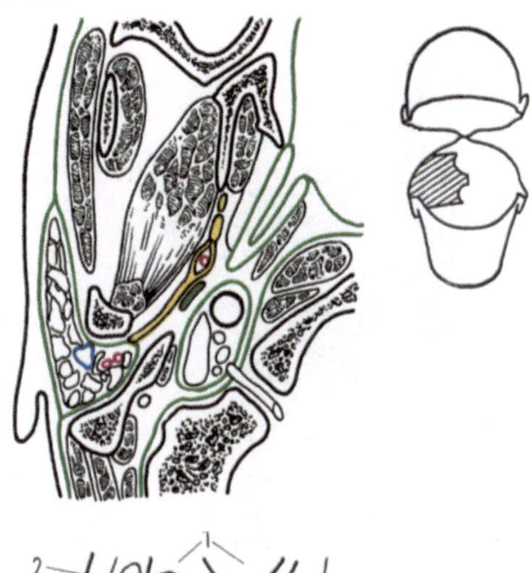

1. Maxilla und Antrum
2. Musculus masseter
3. Musculus temporalis
4. Processus coronoideus mandibulae
5. Musculus pterygoideus lateralis
6. Musculus pterygoideus medialis
7. Ramus anterior N. mandibularis
8. Ramus posterior N. mandibularis
9. N. auriculotemporalis, Ligamentum sphenomandibulare
10. Collum mandibulae
11. Glandula parotis
12. Vena facialis posterior
13. Aa. temporalis superficialis, maxillaris
14. Nervus facialis
15. Processus mastoideus
16. Musculus sternocleidomastoideus
17. Basis des Processus pterygoideus
18. M. tensor veli palatini
19. Tuba pharyngotympanica
20. M. levator veli palatini
21. Mm. praevertebrales
22. Os occipitale
23. Carotis-Scheide
24. N. hypoglossus im Canalis condylaris anterior
25. Basis des Processus styloideus

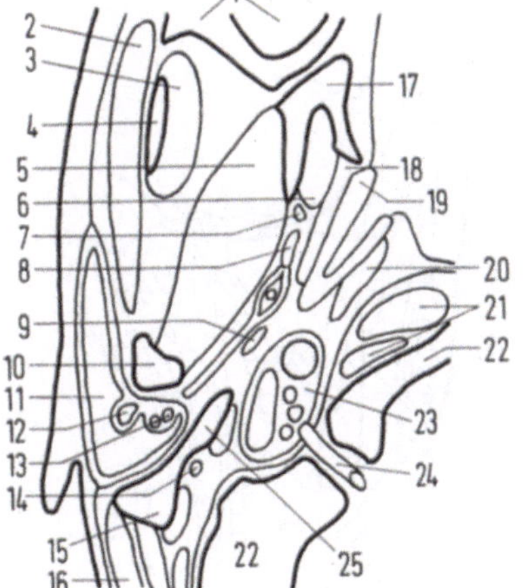

Abb. 20. Schematische Darstellung der Topographie in einem Horizontalschnitt des Kopfes in Höhe unmittelbar unterhalb des Foramen ovale

Der POSTERIORE AST, hauptsächlich sensibel, gibt seinen Ramus auriculotemporalis ab, zieht abwärts tief zum Musculus pterygoideus lateralis und teilt sich hier in seine terminalen Äste, *Nervi dentalis inferioris* und *lingualis*, auf.

Der *Nervus auriculotemporalis* entsteht aus zwei Wurzeln, die die A. menigea media dort umschließen, wo sie aufwärts zum Foramen spinosum dicht hinter dem Foramen ovale verläuft. Die Wurzeln vereinigen sich hinter der Arterie zu einem einzigen Nerven, der nach rückwärts zwischen dem Collum mandibulae und der Spina sphenoidalis zieht; er biegt nach lateral hinter der Kapsel der Articulatio temporomandibularis um und durchbohrt

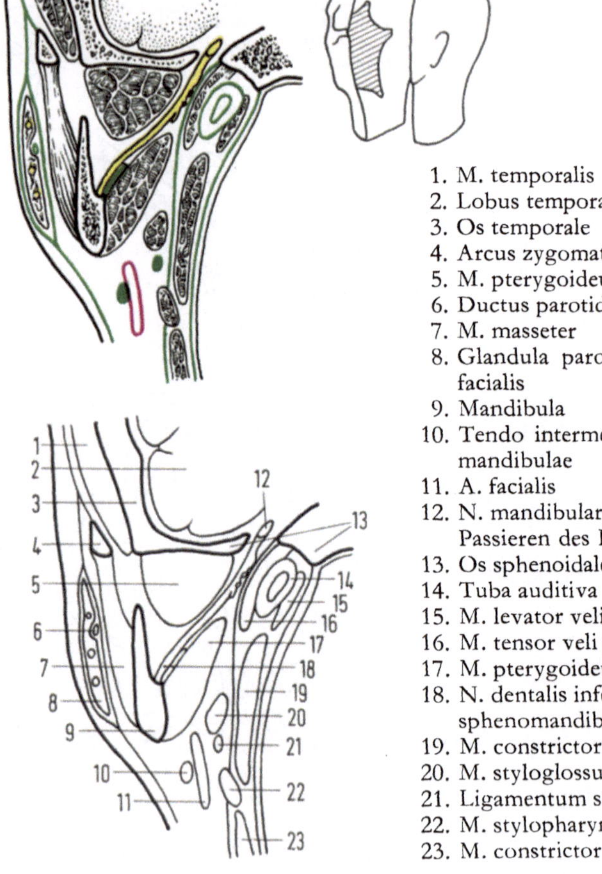

1. M. temporalis
2. Lobus temporalis cerebri
3. Os temporale
4. Arcus zygomaticus
5. M. pterygoideus lateralis
6. Ductus parotidicus
7. M. masseter
8. Glandula parotis mit Ramus nervi facialis
9. Mandibula
10. Tendo intermedialis m. biventer mandibulae
11. A. facialis
12. N. mandibularis, N. V., beim Passieren des Foramen ovale
13. Os sphenoidale
14. Tuba auditiva
15. M. levator veli palatini
16. M. tensor veli palatini
17. M. pterygoideus medialis
18. N. dentalis inferior, Ligamentum sphenomandibulare
19. M. constrictor pharyngis superior
20. M. styloglossus
21. Ligamentum stylohyoideum
22. M. stylopharyngeus
23. M. constrictor pharyngis medius

Abb. 21. Schematische Darstellung der Topographie in einem Scheitelschnitt des Kopfes durch das Foramen ovale

dabei den Lobus glenoidalis der Glandula parotis. Nach der Versorgung des Gelenkes wendet sich der Nerv nach aufwärts über die Basis des Arcus zygomaticus vor dem Tragus und unmittelbar hinter der Arteria temporalis superficialis. Er innerviert die Haut über der Temporalregion, die seitliche Kopfhaut und auch den oberen und vorderen Abschnitt der lateralen

Ohrmuschelseite, einen entsprechenden Abschnitt des Meatus acusticus externus und der Membrana tympani (Abb. 29). Dieser Nerv führt auch parasympathische sekretomotorische Fasern vom Ganglion oticum zur Glandula parotis mit sich.

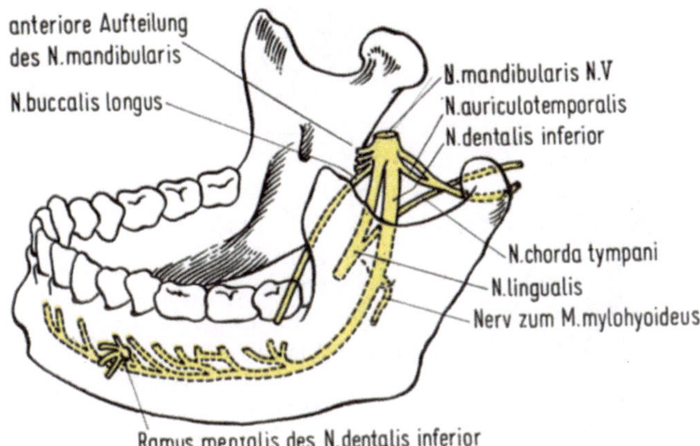

Abb. 22. Schema der Aufteilung des Nervus dentalis inferior

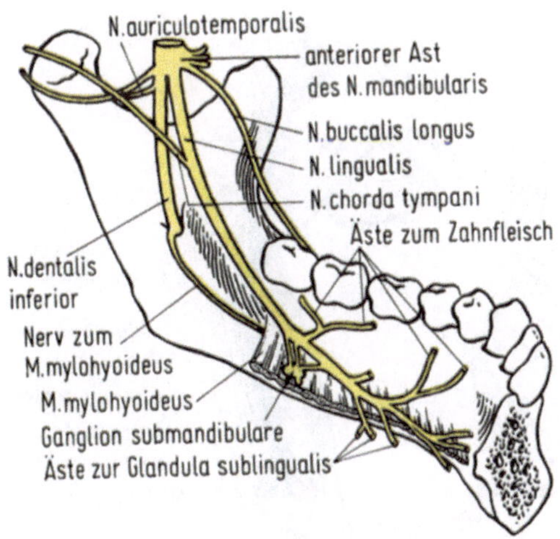

Abb. 23. Schema der Verteilung des Nervus lingualis

Der *Nervus dentalis inferior* setzt sich nach abwärts in einer Ebene zwischen den Musculi pterygoidei medialis und lateralis, weiter an der unteren Grenze des Musculus pterygoideus lateralis zwischen dem Ligamentum sphenomandibulare und der Mandibula fort, um in das Foramen mandibulare einzutreten. Er innerviert die Zähne des Unterkiefers und gibt einen

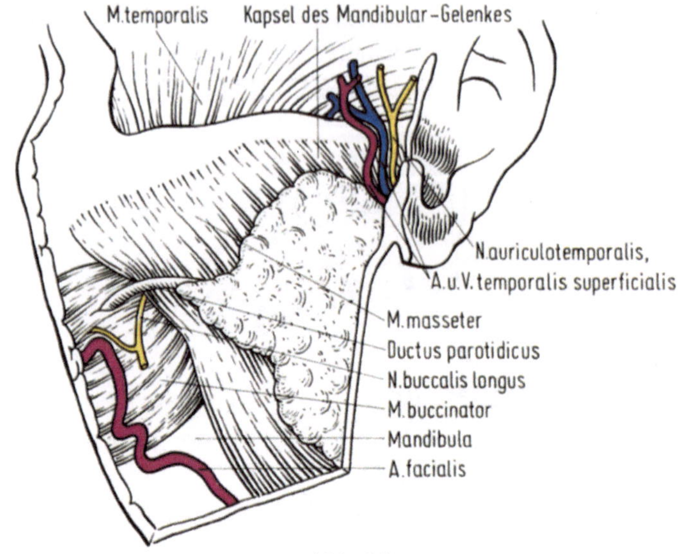

Abb. 24

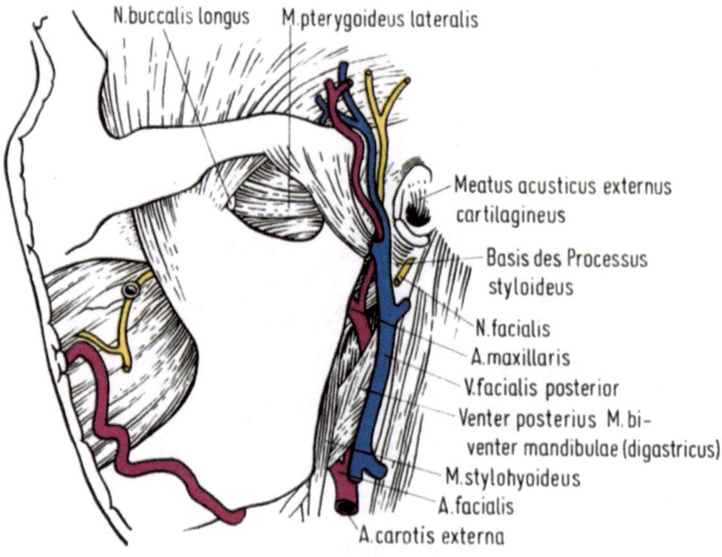

Abb. 25

Abb. 24–27. Serienzeichnung eines Präparates der Regio pterygomandibularis zur Darstellung der Gewebe, die von einer Kanüle passiert werden, um den Nervus mandibularis dort zu erreichen, wo er das Foramen ovale verläßt. Horizontale und kreisförmige Schnitte dieser Gewebe werden in den Abb. 20 und 21 gezeigt

M. pterygoideus medialis
N. lingualis
N. dentalis inferior
Ligamentum sphenomandibulare
Sehne des M. styloglossus
N. auriculotemporalis
M. constrictor
pharyngis superior
N. mylohyoideus
M. sternocleidomastoideus

Abb. 26

N. dentalis superior posterior
N. maxillaris
Lamina lateralis proc. pterygoidei
Ramus anterior N. mandibularis
N. mandibularis
A. meningea
media
Chorda
tympani

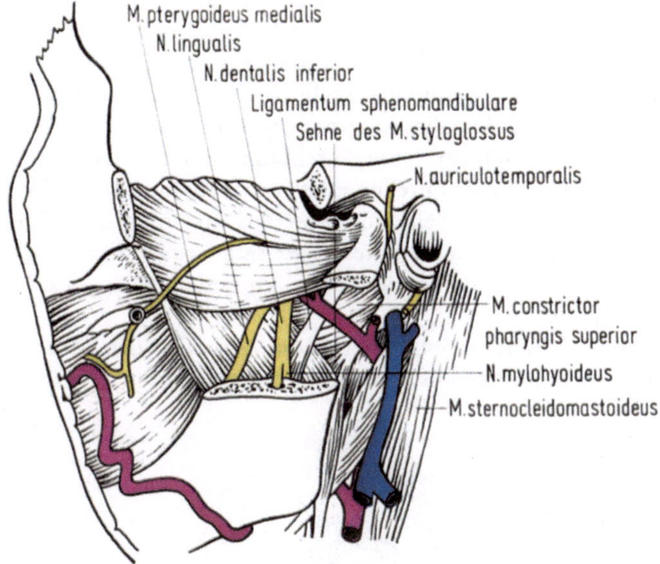

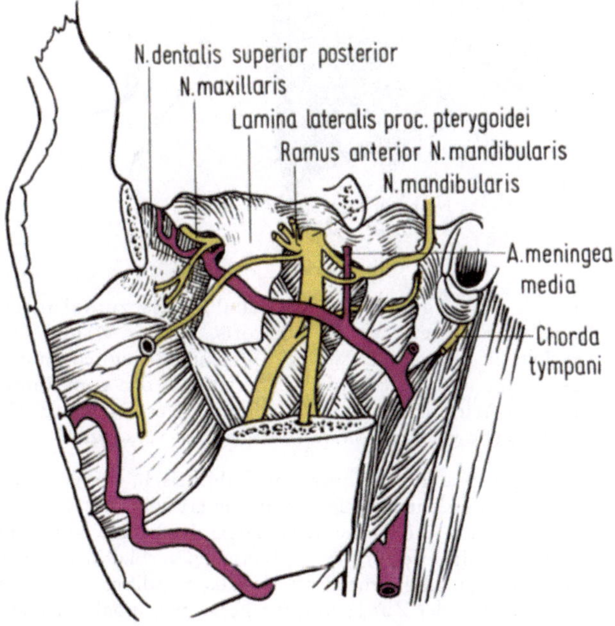

Abb. 27

Ramus mentalis ab, der aus dem Foramen mentale austritt, um die Haut des Kinns, der Unterlippe und auch die Schleimhaut und das buccale Zahnfleisch des entsprechenden Bezirkes zu versorgen. Unmittelbar vor dem Eintritt in das Foramen mandibulare gibt der Nervus dentalis inferior den einzigen motorischen Ast dieser posterioren Teilung – den Nerv zum M. mylohyoideus ab. Dieser Nerv durchbohrt das Ligamentum sphenomandibulare. Er läuft unter Furchung des Knochens abwärts und vorwärts, um auf der inferolateralen Seite des Musculus mylohyoideus, den er versorgt, in die Cervicalregion einzutreten. Er setzt seinen Weg in die Regio submandibularis fort und innerviert den vorderen Bauch des Musculus biventer mandibulae.

Der *Nervus lingualis* läuft in einer Ebene zwischen den Musculi pterygoidei medialis und lateralis und leicht anterior zum Nervus dentalis

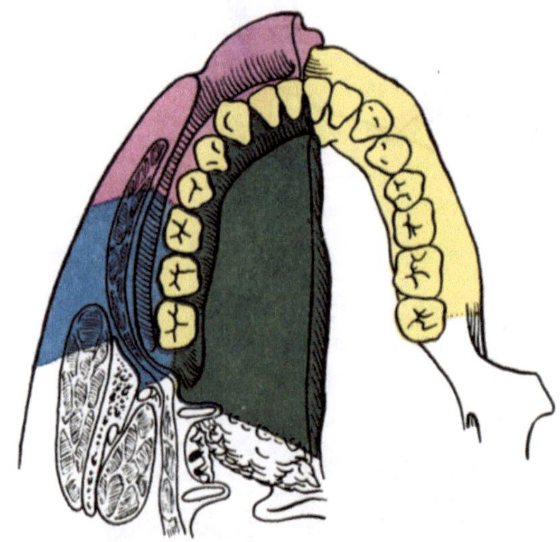

Abb. 28. Sensible Verteilung des Nervus mandibularis zum Unterkiefer einschließlich Zähne, Zahnfleisch, Vestibulum oris, Lippe, Wange und Zunge. Auf der rechten Seite des Präparates sind die Weichteile weggenommen worden. Blau. Bezirk der Wange und des buccalen Zahnfleisches der vom Ramus buccalis longus des anterioren Astes des Nervus mandibularis versorgt wird. Die übrigen Gewebe werden vom posterioren Ast versorgt.

Rot. Bezirk von Lippe, Wange und buccalem Zahnfleisch, der vom Ramus mentalis des Nervus dentalis inferior innerviert wird.

Gelb. Die Zähne und der knöcherne Alveolarrand werden von kurzen Ästen des Nervus dentalis inferior, der im Knochen verbleibt, versorgt.

Grün. Bezirk, der vom Ramus lingualis des Nervus mandibularis versorgt wird – die anterioren zwei Drittel der Zunge und die gesamte linguale Fläche des Zahnfleisches. (Das posteriore Drittel der Zunge, das ist der Bezirk hinter und einschließlich der Papillae circumvallatae, wird vom Nervus glossopharyngeus versorgt.)

inferior abwärts und vorwärts. An der unteren Grenze des Musculus pterygoideus lateralis neigt er sich mehr vorwärts, indem er zwischen dem Musculus pterygoideus medialis und dem Ramus mandibulae verläuft.

Nach vorn setzt er sich an der Mandibula fort, zieht medial zum unteren Ansatz des Ligamentum pterygomandibulare vorbei, unter dem Ansatz des Musculus constrictor pharyngis superior hin, um in den Mund einzu-

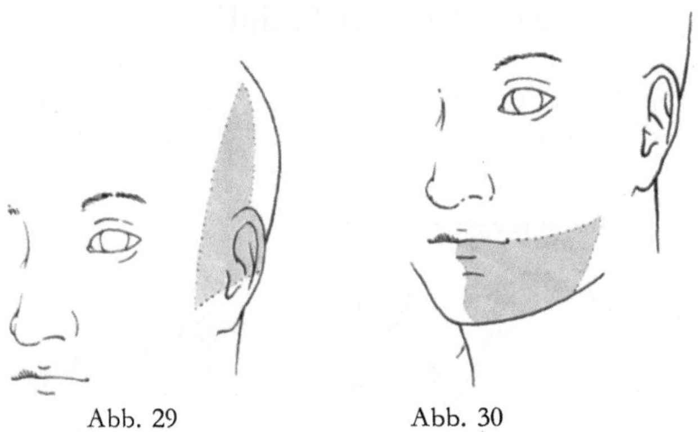

Abb. 29 Abb. 30

Abb. 29. Die oberflächliche Verteilung des Nervus auriculotemporalis
Abb. 30. Die oberflächliche Verteilung des Nervus dentalis inferior

treten. An diesem Punkte liegt er tief zur Schleimhaut, gerade hinter und medial zum Hals des 3. Molaren und läuft dann am Boden der Mundhöhle nach vorn, um die anterioren zwei Drittel der Zunge und die linguale Fläche des Zahnfleisches zu versorgen. Noch im Verlaufe unter dem Musculus pterygoideus lateralis, ungefähr 2,5 cm unterhalb des Foramen ovale, erhält der Nervus lingualis den Ramus chorda tympani des Nervus facialis. Einige dieser Fasern dieses Astes sind sekretomotorisch für die Glandulae submandibularis und sublingualis, andere führen Geschmacksempfindung von den anterioren zwei Dritteln der Zunge (S. 39).

Kapitel II

Der Nervus facialis

Der Nervus facialis versorgt die gesamte mimische Muskulatur einschließlich des Platysmas, ebenso den Musculus stylohyoideus und den venter posterius des Musculus biventer mandibulae.

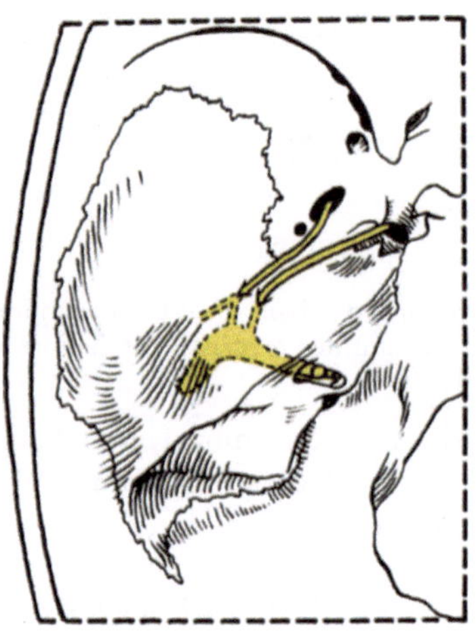
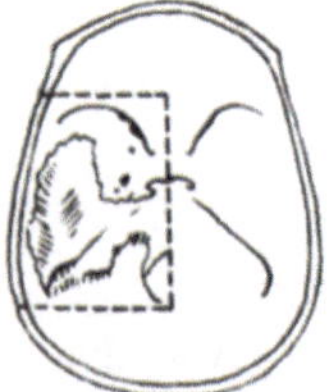

Abb. 31. Der VII. Hirnnerv, einschließlich der Pars intermedia (beide farbig), tritt zusammen mit dem VIII. Hirnnerven in den Meatus acusticus internus ein. Die Nervi petrosi major und minor kommen von der oberen Fläche der Pars petrosa des Os temporale und laufen nach vorn am Boden der mittleren Schädelgrube zum Foramen lacerum und entsprechend zum Foramen ovale

Dieser Nerv ist am unteren Rand der Pons mit zwei Ästen zum Hirnstamm verbunden. Die motorische Wurzel ist ein dickes Bündel und im Vergleich dazu die sensible Wurzel eine dünne Faser. Während ihres kurzen Verlaufes im Subarachnoidal-Raum liegt die sensible Wurzel zwischen der motorischen und dem VIII. Hirnnerven. Aus diesem Grunde wird sie gewöhnlich Pars intermedia genannt. Die Pars intermedia enthält, obwohl häufig als „sensibel" bezeichnet, sowohl efferente (sekretomotorische) als auch afferente (Geschmack) Fasern.

Die zwei Wurzeln durchbohren zusammen mit dem VIII. Hirnnerven die Dura und treten in den Meatus acusticus internus an der Oberfläche des

Os temporale ein, das die seitliche Wand der hinteren Schädelgrube bildet (Abb. 31). Hier durchbohren die Wurzeln der Vereinigung des Nervus facialis und des gemeinsamen Stammes den Knochen am Boden des Meatus, um in den Canalis facialis einzutreten, durch den der Nerv einen gewundenen Verlauf zum Foramen stylomastoideum nimmt.

Beim Eintritt in den Kanal läuft der Nerv unmittelbar lateral aufsteigend an der medialen Wand des Mittelohres, wo er sich nach rückwärts wendet. Diese rechtwinkelige Biegung wird das „genu" genannt. Hier zeigt der Nerv eine deutliche Verdickung – das Ganglion geniculatum – in der die

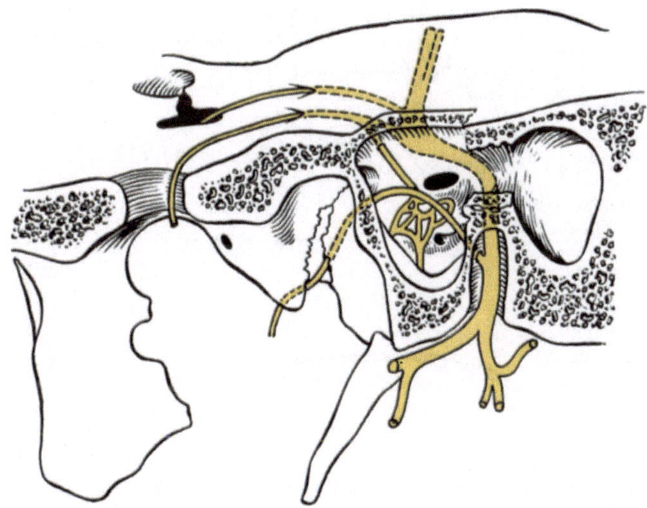

Abb. 32. Schema des Nervus facialis und seiner Äste in Beziehung zum Os temporale. Seitliche Ansicht

Nervenzellen der Geschmacksfasern liegen. Nach einer kurzen Strecke rückwärts erreicht der Nerv die mediale Wand und den Boden des Aditus im Winkel zwischen den medialen und posterioren Wandungen des Mittelohres. Hier biegt er abermals scharf um und läuft in der posterioren Wand des Mittelohres abwärts, um das Foramen stylomastoideum zu erreichen (Abb. 32 und 33).

Der Nerv gibt während seiner Passage durch den Canalis facialis mehrere Äste ab. Drei von diesen, der Nervus petrosus major, ein Verbindungsast zum Nervus petrosus minor und die Chorda tympani verteilen die sekretomotorischen und Geschmacksfasern des Nerven. Die ersten zwei von ihnen gehen im Bereich des Genu ab. Die Chorda tympani wird kurz oberhalb des Foramen stylomastoideum abgegeben (Abb. 32). Über die Verteilung dieser Äste siehe S. 38.

Der Nervus facialis gibt noch in seinem Kanal auch einen Ast zu dem kleinen Musculus stapedius ab, der die Bewegungen des Stapes kontrolliert.

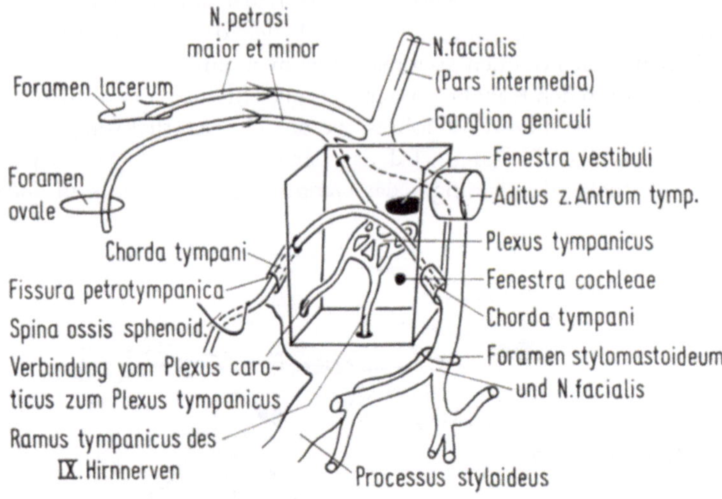

Abb. 33

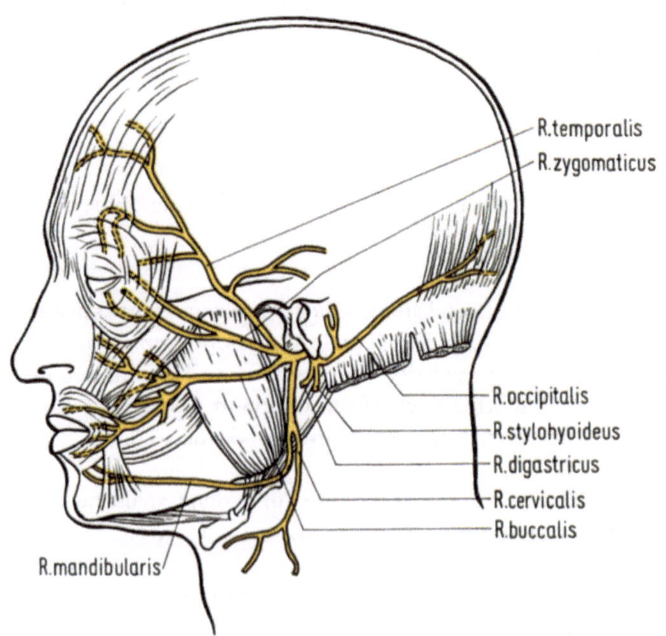

Abb. 34. Die extrakraniale Verteilung des Nervus facialis. Die Glandula parotis ist entfernt worden

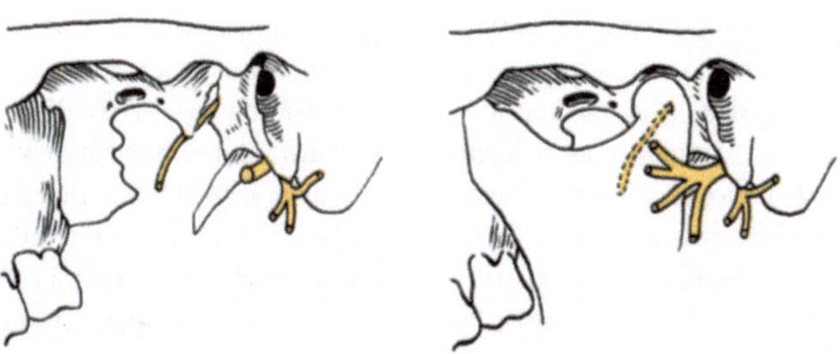

Abb. 35. Die Chorda tympani verläßt den Hirnschädel durch die Fissura petrotympanica tief zum Hals der Mandibula, nachdem sie durch das Mittelohr gezogen ist

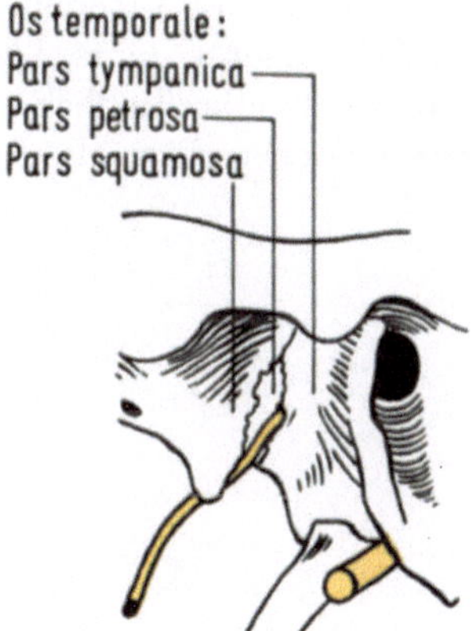

Abb. 36. Die Chorda tympani beim Austritt aus der Fissura petrotympanica

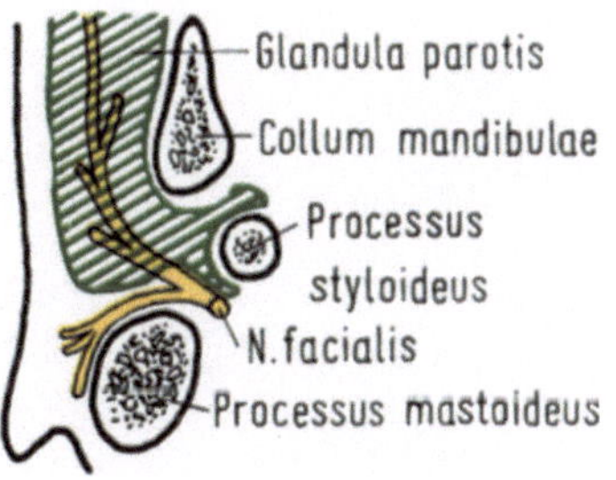

Abb. 37. Schematische Darstellung, die den Nervus facialis nach Verlassen des Foramen stylomastoideum beim Eintritt in die Glandula parotis zeigt

Wenn der Nervus facialis aus der Schädelbasis durch das Foramen stylomastoideum austritt, enthält er nur motorische Fasern. Nach Abgabe von Ästen zum Musculus occipitalis, hinteren Bauch des Musculus biventer mandibulae und Musculus stylohyoideus verläuft der Nerv nach vorn und tritt in den posterioren Teil der Parotis ein, indem er zur Basis des Processus styloideus und oberflächlich zum Hals der Mandibula zieht. Er teilt sich in fünf Äste auf, die divergieren und über, vor und unter der Drüse austreten. Sie werden Ramus temporalis, zygomaticus, buccalis, mandibularis und cervicalis, entsprechend der Regionen, die sie versorgen, genannt. Häufig haben der mandibulare und cervicale Ast einen gemeinsamen Ursprungsstamm.

Der Anaesthesist kann bei ophthalmologischen Eingriffen die Aufgabe haben, den Musculus orbicularis oculi zu lähmen (S. 111). Sowohl der Ramus temporalis, der den oberen Teil des Muskels (den Musculus frontalis als auch den Musculus corrugator supercilii) und der Ramus zygomaticus, der den unteren Teil versorgt, müssen blockiert werden. Diese Äste werden dort blockiert, wo sie oberflächlich zum Collum mandibulae passieren (Abb. 34). Dieser Knochen dient als tiefer Grenzpunkt für die Spitze der Kanüle.

Kapitel III

Die Nervi glossopharyngeus, vagus, accessorius und hypoglossus

Der IX., X. und XI. Hirnnerv sind eng verbunden. In der Medulla haben sie in Reihe zentrale Verbindungen: und in ihrem extracraniellen Verlauf bestehen Zwischenverbindungen; zum Beispiel sind die Nervi

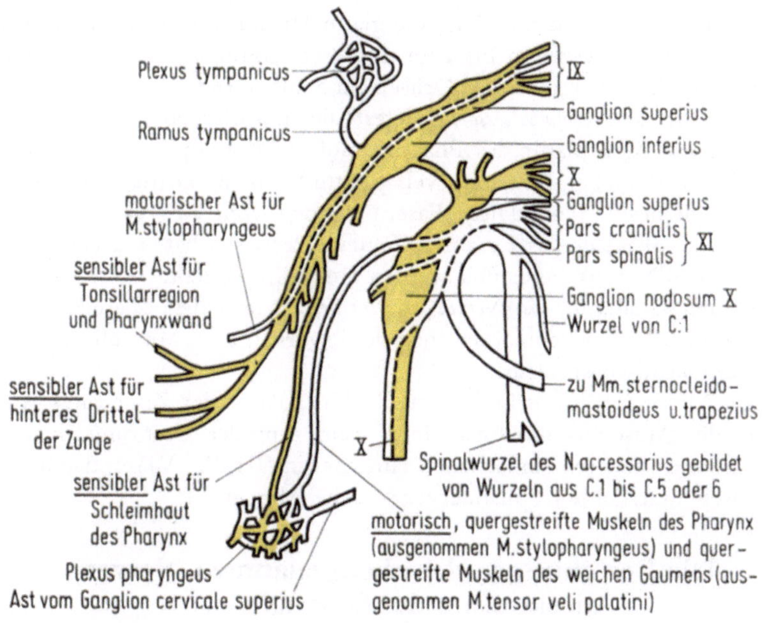

Abb. 38. Schematische Darstellung der Verteilung der Nervenfaseranteile in den Nervi glossopharyngeus und vagus. Die nicht gefärbten Teile dieser Nerven stellen efferente Fasern zu den quergestreiften Muskeln dar. Der Ramus tympanicus wurde ebenfalls ungefärbt gelassen

glossopharyngeus und vagus im Plexus pharyngeus eng verwoben. Darüber hinaus laufen die Fasern des Nervus vagus, die zum Plexus pharyngeus ziehen und später zur gestreiften Muskulatur des Pharynx und weichen Gaumen verteilt werden, ursprünglich im intracraniellen Teil des Nervus accessorius. Das gleiche gilt für die Fasern des Vagus, die die Muskeln des

Larynx versorgen. Alle diese Fasern erhält der Nervus accessorius vom Vagus außerhalb des Schädels.

Der *Nervus glossopharyngeus* führt sensible Fasern vom hinteren Drittel der Zunge, von der Tonsillarregion, vom Pharynx und vom Mittelohr mit sich. Er hat auch Geschmacksfasern vom hinteren Drittel der Zunge und den angrenzenden Gebieten. Sein motorischer Anteil versorgt den Musculus stylopharyngeus. Parasymphatische sekretomotorische Fasern ziehen durch den Ramus tympanicus und erreichen wahrscheinlich die Parotis über das Ganglion oticum (S. 39 u. Abb. 46 und 27).

Der *Nervus vagus* enthält sensible Fasern vom Herzen, Respirationstrakt, einschließlich Larynx und Epiglottis, und vom Intestinaltrakt bis zum mittleren Colon. Er bringt auch sensible Fasern von einem kleinen Bezirk der Membrana tympani, der Haut des Meatus acusticus externus und der Mastoid-Region und Geschmacksfasern von der Epiglottis. Er versorgt mit motorischen Fasern das Herz, die glatte Muskulatur des Respirationstraktes und das Intestinum bis zum mittleren Colon. Zusätzlich führt er sekretomotorische Fasern zu den Drüsen der Schleimhaut dieser Bezirke. Die *Pars cranialis des Nervus accessorius* liefert die motorischen Fasern für die quergestreifte Muskulatur des Pharynx (außer M. stylopharyngeus), weichen Gaumens (außer M. tensor veli palatini), oberen Drittels des Oesophagus und des Larynx. Diese Fasern werden vom Nervus accessorius abgegeben, sobald er das Foramen jugulare verlassen hat. Sie vereinigen sich mit dem Nervus vagus und werden durch ihn verteilt.

Die *spinale Wurzel des Nervus accessorius*, die aus den oberen 5 oder 6 Segmenten des Rückenmarkes entspringt, versorgt die Musculi trapezius und sternocleidomastoideus.

Der *Nervus hypoglossus* innerviert die Muskulatur der Zunge mit Ausnahme des Musculus glossopalatinus. Sein zentraler Ursprung liegt in Reihe mit den anderen somatischen Hirnnerven (III, IV, VI) und mit den anterioren Wurzeln der Spinalnerven – siehe Abb. 40.

Die Beziehungen der obengenannten Nerven direkt unter der Schädelbasis

Die Nervi vagus und accessorius treten durch das Foramen jugulare in einer gemeinsamen Durascheide aus dem Hirnschädel aus. 2 cm tiefer (Abb. 39) kommen sie hinter die Arteria carotis interna und Vena jugularis interna zu liegen. Der Nervus glossopharyngeus liegt vor ihnen, zwischen den zwei Gefäßen, der Nervus hypoglossus dahinter.

Diese Position erreicht der XII. Hirnnerv, indem er durch den Canalis condylicus anterior, der medial vom Foramen jugulare liegt, heraustritt und gewunden hinter dem Ganglion nodosum des Nervus vagus herabzieht, um an seine laterale Seite zu gelangen. Die Nervi accessorius und hypoglossus sind tatsächlich mit dem Ganglion eng verbunden. In diesem Abschnitt wird die Carotisscheide durch eine dichte, straffe Fascie gebildet. Alle 4 Hirnnerven werden von ihr eingeschlossen. Hier hat das Ganglion cervicale superius des Truncus sympathicus, das wenig tiefer liegt, Platz für den Plexus gemacht, der die Arteria carotis interna umgibt.

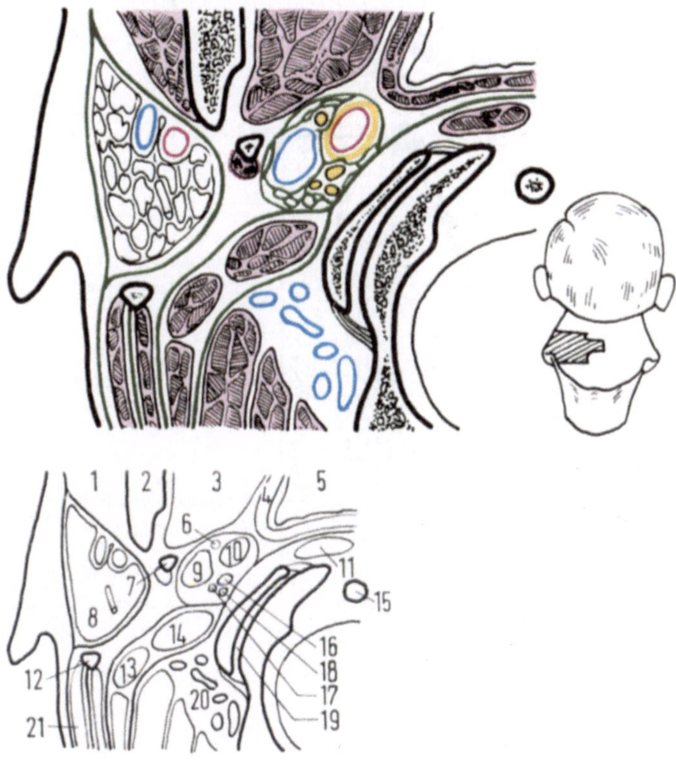

1. M. masseter
2. Mandibula
3. M. pterygoideus medialis
4. M. cephalopharyngeus
5. Pharynx
6. N. glossopharyngeus
7. Processus styloideus
8. Glandula parotis
9. Vena jugularis interna
10. Arteria carotis interna
11. M. capitis longus
12. Spitze des Processus mastoideus
13. Hinterer Bauch des M. biventer mandibulae
14. M. rectus capitis lateralis
15. Processus odontoideus (Dens)
16. N. vagus
17. N. accessorius
18. N. hypoglossus
19. Articulatio atlanto-occipitalis
20. Plexus venosus vertebralis
21. M. sternocleidomastoideus

Abb. 39. Horizontal-Schnitt durch den Hals in Höhe der Spitze des Processus mastoideus

Alle vier Hirnnerven sind miteinander verbunden und außerdem mit dem Ganglion cervicale des Sympathicus und dem 1. Cervicalnerven. In dieser Region haben die Nervi glossopharyngeus und vagus je zwei sensible Ganglien, die Schaltstellen ihrer afferenten Fasern sind.

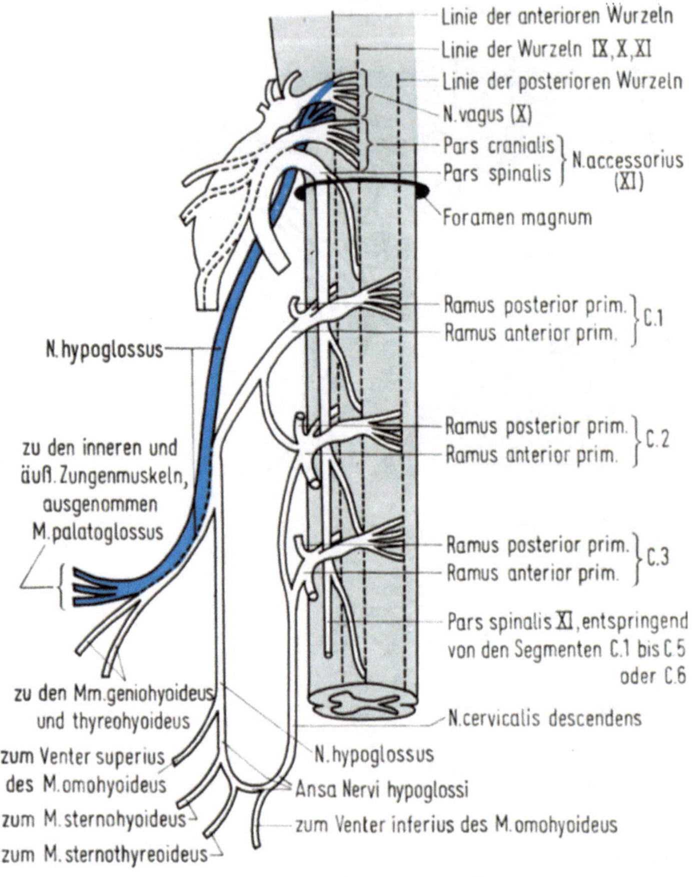

Abb. 40. Der craniale Anteil des Nervus hypoglossus, der die Zungenmuskulatur versorgt, ist blau dargestellt. Die Fasern, die der Nervus hypoglossus von den Nervi cervicales erhält, sind ungefärbt gelassen: diese sind zu den Halsmuskeln verteilt, wie es in der Abbildung zu sehen ist

Der weitere Verlauf des Nervus vagus am Halse

Der Hauptnerv setzt sich abwärts im posterioren Teil der Carotisscheide zwischen der Arterie und Vene fort. Er kann bei Blockaden des Plexus cervicalis und Ganglion stellatum mit erfaßt werden, wenn das Lokalanaesthetaticum im Raum zwischen Carotisscheide und Fascia praevertebralis deponiert wird. An der Basis des Halses verlaufen die beiden Vagi asym-

1. Ramus meningeus
2. Ramus auricularis
3. Ramus pharyngeus, Quergestreifte, *motorische* Muskulatur des Pharynx, ausgenommen M. stylopharyngeus; quergestreifte Muskulatur des weichen Gaumens, ausgenommen M. tensor veli palatini
4. N. laryngeus superior
5. N. laryngeus externus *Motorisch* Mm. cricothyreoideus und laryngopharyngeus
6. N. laryngeus internus *Sensibel*-Schleimhaut des Larynx oberhalb der Stimmlippen, einschließlich Epiglottis
7. N. recurrens
8. *motorisch* – alle Muskeln des Larynx, ausgenommen M. cricothyreoideus, und zur quergestreiften Muskulatur des oberen Drittels des Oesophagus
9. *sensibel* – Schleimhaut des Larynx unterhalb der Stimmlippen und unterer Teil des Laryngopharynx
10.* *motorisch* – glatte Muskulatur des Oesophagus und der Trachea
11.* *sensibel* – Schleimhaut von Oesophagus und Trachea
12.* Fasern zu den Plexus cardiaci
13. Ganglion superius, X
14. Pars cranialis } XI
15. Pars spinalis } XI
16. Ganglion nodosum X
17. Wurzel von C 1 (Rückenmarks-Segment)
18. Zu Mm. sternocleidomastoideus und trapezius
19. Wurzel von C 2 (Rückenmarks-Segment)
20.* Spinalwurzel des N. accessorius aus Wurzeln der Rückenmarks-Segmente C 1 bis C 5 oder 6
21.* Wurzel von C 3 (Rückenmarks-Segment)

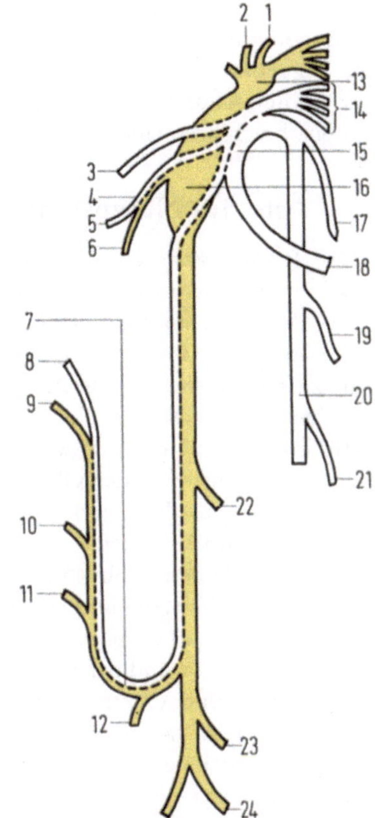

22.* zu Plexus cardiaci
23.* *motorische und sensibel* Plexus oesophageus und pulmonalis
24.* *Motorische* Äste zur glatten Muskulatur des Intestinums bis zum mittleren Colon

Sekretomotorisch zum Interstinum bis zum mittleren Colon, einschließlich Leber und Pankreas. *sensibel* – Schleimhaut des Intestinums

* Parasympathisch

Abb. 41. Verteilungsschema der Faser-Komponenten des Nervus vagus. Der ungefärbte Teil des Nerven stellt die Fasern dar, die von der Pars cranialis des N. accessorius aufgenommen werden, um die quergestreifte Muskulatur zu versorgen

metrisch: Auf der rechten Seite zieht der Nerv lateral von der Arteria carotis communis und kreuzt anterior die Arteria subclavia hinter der Vena jugularis interna; auf der linken Seite verläßt der Nerv den Hals zwischen den Arteriae carotis communis und subclavia und verläuft hinter der Vena brachiocephalica sinistra.

Äste des Nervus vagus im Bereich des Halses

Die Rami *meningeus* und *auricularis* entspringen von dem kleinen Ganglion superius im Foramen jugulare.

Der Ramus *pharyngeus*, der von dem großen Ganglion inferius kommt, führt motorische Fasern (von der Pars cranialis des Nervus accessorius versorgt) zum Pharynx. Wie der Nervus glossopharyngeus und der Musculus stylopharyngeus zieht er abwärts und vorwärts zwischen den Arteriae carotis interna und externa zum oberen Rand des Musculus constrictor pharyngis medius. Auf der Oberfläche dieses Muskels verbindet sich der Ramus pharyngeus der Nervi vagus und glossopharyngeus mit Ästen vom Ganglion cervicale superius des Truncus sympathicus, um den Plexus pharyngeus zu bilden (Abb. 46).

Der *Nervus laryngeus superior* entspringt auch vom Ganglion cervicothoracicum: aber, im Gegensatz zu den Nerven, die den Pharynx versorgen, verläuft er posterior und tief zu der Arteria carotis interna, wo er sich in die Rami internus und externus aufteilt. Der *Nervus laryngeus internus* zieht medial zur Arteria carotis interna auf dem Musculus constrictor pharyngis medius zur Spitze des Cornu majus ossis hyoidei abwärts.

Von hier zieht er abwärts und weiter zur Membrana hyothyreoidea, die er unter dem Musculus thyreohyoideus durchdringt. Er kreuzt den Boden der Fossa piriformis, um die Schleimhaut des Larynx oberhalb der Stimmlippen einschließlich der Epiglottis zu versorgen. Der kleinere *Nervus laryngeus externus* läuft mehr senkrecht zum Musculus constrictor pharyngis inferior, tief zum Lobus lateralis der Glandula thyreoidea abwärts, um die unteren Fasern dieses Muskels und den Musculus cricothyreoideus zu versorgen.

Die *Nervi recurrentes*. Da der rechte Nervus vagus vor dem ersten Abschnitt der Arteria subclavia liegt und der linke Vagus den Arcus aortae kreuzt, sind Ursprung und anfänglicher Verlauf der Nervi recurrentes, die an diesem Punkte abgegeben werden, auf den zwei Seiten unterschiedlich. Nachdem sie sich unter und hinter ihren zugehörigen Arterien nach aufwärts gewandt haben, erreichen sie den Raum zwischen Trachea und Oesophagus und steigen in diesem auf. Jeder Nerv tritt in den Larynx ein, indem er unter der unteren Grenze des Musculus constrictor pharyngis inferior und hinter der Articulatio cricothyreoidea vorbeizieht. Sie versorgen die Schleimheit der Trachea und des Larynx unterhalb der Stimmlippen. Ihre motorischen Fasern innervieren alle Muskeln des Larynx außer dem Musculus cricothyreoideus. Es ist möglich, daß der Nervus recurrens bei einer Blockade des Ganglion stellatum auf der einen oder der anderen Seite beim vorderen Zugang beteiligt wird (S. 119).

Zusammenfassung der nervösen Versorgung des Larynx und Pharynx

Sensibel:

1. Die Schleimhaut des Larynx oberhalb der Stimmlippen (einschließlich der Fossa piriformis und der Epiglottis) und des oberen Abschnittes des Laryngopharynx – der *Vagus* über den *Ramus laryngeus internus des Nervus laryngeus superior*.
2. Die Schleimhaut des Larynx unterhalb der Stimmlippen und des unteren Abschnittes des Laryngopharynx – der *Vagus* durch den *Nervus reccurrens*.
3. Der Oropharynx und das hintere Drittel der Zunge – der *Nervus glossopharyngeus*.
4. Der Nasopharynx – der *Nervus max llaris* des *Nervus trigeminus* über das *Ganglion pterygopalatinum*.

Motorisch:

1. Die Muskulatur des Pharynx und des Gaumens wird unter Ausnahme der Musculi stylopharyngeus und tensor veli palatini vom *Vagus* über den *Plexus pharyngeus* versorgt.
2. Die äußere Muskulatur des Larynx – Musculus cricothyreoideus – und die unteren Fasern des Musculus constrictor pharyngis inferior werden vom *Ramus externus* des *Nervus laryngeus superior* versorgt.
3. Die innere Muskulatur des Larynx wird vom *Nervus recurrens* versorgt.

Merke: Alle diese efferenten vagalen Fasern zur quergestreiften Muskulatur werden in ihrem intracraniellen Verlauf vom Nervus accessorius geführt.

Kapitel IV

Der Plexus cervicalis

Der Plexus cervicalis wird von den anterioren primären Wurzeln der oberen vier Nervi cervicales gebildet. Sie sind durch eine Serie von Schleifen verbunden. Der Ramus anterior von C 4 gibt auch Fasern zum Plexus brachialis ab.

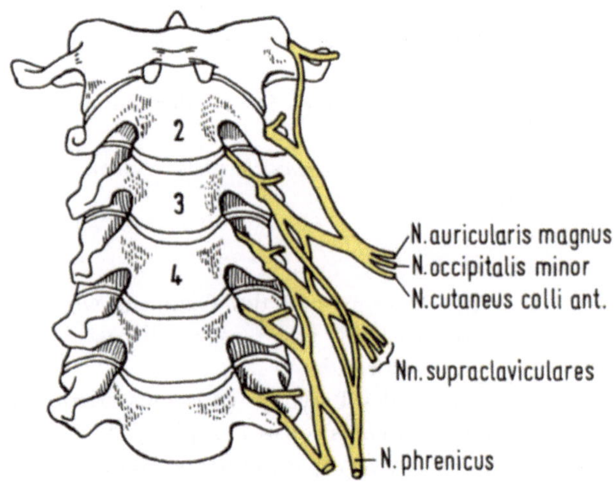

Abb. 42. Schleifen und Äste des Plexus cervicalis

Die motorischen und sensiblen Wurzeln eines typischen Cervicalnerven vereinigen sich im Foramen intervertebrale zu einem Stamm, der hinter der Arteria vertebralis vorbeiläuft und sich hier in primäre Rami anteriores und posteriores aufteilt. Der Ramus anterior setzt sich lateral und abwärts auf dem Processus transversus in der flachen Rinne zwischen dem Tuberculum anterius und posterius fort. Der Aufbau von Atlas und Dreher ist so, daß es hier keine typischen Foramina intervertebralia für den 1. und 2. Nervus cervicalis gibt. Hier liegt der Processus articularis vor und nicht hinter dem Nerven, wie bei all den anderen Wirbeln.

Der Ramus anterior von C1 ist auch irregulär, indem er vorwärts medial zur Arteria vertebralis vorbeizieht. Ein großer Teil seiner Fasern vereinigt sich mit dem Nervus hypoglossus (siehe unten). Der Rest beteiligt sich an der Versorgung der praevertebralen Muskeln und bildet eine Schleife mit C2. Der Ramus anterior von C2 wendet sich nach vorn lateral zur Arterie.

Die Schleifen des Plexus (ausgenommen der ersten) werden unmittelbar lateral der Processus transversi gebildet. Sie liegen auf dem Musculus scalenus medius hinter der Fascia praevertebralis. Der Truncus symphathicus und das Ganglion cervicale superius liegen vor dieser Fascie auf den Processus transversi und den Spitzen der praevertebralen Muskeln, die von den Tuberculi anteriores ihren Ursprung nehmen. Die Carotisscheide mit dem eingelagerten Vagus deckt posterior die Sympathicus-Kette und überlagert den Plexus, ist aber von der untersten Schleife durch die oberste Spitze des Musculus scalenus anterior getrennt. Noch oberflächlicher verläuft der Musculus sternocleidomastoideus abwärts und vorwärts und bedeckt den größeren Teil des Plexus, nicht aber die austretenden primären Äste. Es wird festgestellt, daß die letzteren tief zur Carotisscheide am Boden eines Dreiecks liegen, hinten begrenzt vom anterioren Rand des oberen Abschnittes des Musculus sternocleidomastoideus, oben durch den unteren Rand der Mandibula und vorn vom Larynx.

Rami cutanei

Die *Nervi occipitalis minor*, *auricularis magnus*, *transversus colli* erhalten ihre Fasern von C2 und C3. Sie treten in das hintere Halsdreieck in der Mitte des Hinterrandes des Musculus sternocleidomastoideus ein und wenden sich zur Oberfläche, indem sie die tiefe Fascie, die das Dach des posterioren Halsdreieckes bildet, durchbohren. Hier verzweigen sich die Nerven in der Fascia colli superficialis, die das Platysma enthält. Der Nervus occipitalis minor läuft aufwärts entlang des Hinterrandes des Musculus sternocleidomastoideus, um die lateralen und posterioren Abschnitte der Kopfhaut zu versorgen (Abb. 50). Der Nervus auricularis magnus zieht senkrecht nach cranial, kreuzt dabei den Musculus sternocleidomastoideus parallel und hinter der Vena jugularis externa, um die Haut über der Parotis-Region, einen variablen Bezirk auf beiden Seiten der Ohrmuschel (gewöhnlich einschließlich des Ohrläppchens und des hinteren Randes) und die Haut hinter dem Ohr zu innervieren. Der Nervus transversus colli läuft direkt nach vorn, um einen dreieckigen Bezirk, dessen Basis die Mittellinie des Halses vom Kinn zu Sternum ist, zu versorgen (Abb. 50).

Die *Nervi supraclaviculares* entspringen von C3 und C4 und teilen sich in der Mitte des Hinterrandes des Musculus sternocleidomastoideus in anteriore, mediale und laterale Äste auf. Diese ziehen divergierend im hinteren Halsdreieck abwärts und durchbohren die Fascie, die das Dach bildet, an verschiedenen Stellen. Sie versorgen die Haut der unteren Hälfte der Halsseite und erstrecken sich über den oberen Abschnitt der Regio deldoidea und der Brustwand bis zur Höhe der Brustwarzen.

Rami musculares

Diese versorgen die Musculi scaleni und praevertebrales und durch die *Ansa nervi hypoglossi* die Muskeln unterhalb des Os hyoideum. Sie beteiligen sich auch an der Innervation der Musculi levator scapulae, sternocleidomastoideus und trapezius. Äste von C3 und 4 (später tritt ein Ast von C5 hinzu) winden sich um den lateralen Rand des Musculus scalenus anterior und vereinigen sich auf seiner Vorderfläche zum *Nervus phrenicus*, der tief zur Fascia colli profunda abwärts in den Thorax zieht.

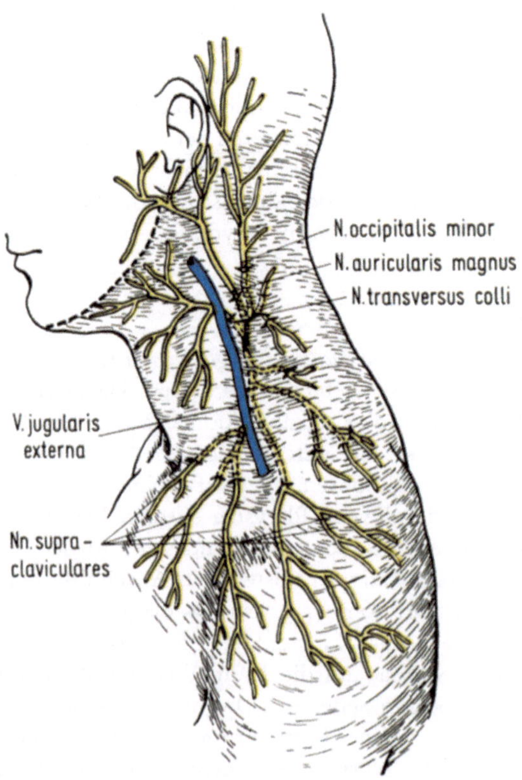

Abb. 43. Verteilung der Rami cutanei des Plexus cervicalis. Die Haut, Fascia superficialis und das Platysma wurden entfernt. Der schattierte Bezirk stellt die tiefe Fascie dar

Rami communicantes

Der Plexus hat Verbindungen zum Ganglion cervicale superius (sympathici) und mit den Nervi vagus und hypoglossus. Von den Fasern von C1, die sich mit dem Nervus hypoglossus verbinden, ziehen einige als Äste dieses Nerven zu den Musculi geniohyoideus und thyreohyoideus. Andere verlassen den Nerv, um den *Ramus descendens hypoglossi* zu bilden, der sich mit dem *Ramus descendens cervicalis* (C2, C3) zur Ansa nervi hypoglossi verbindet, die die übrigen Muskeln unterhalb des Os hyoideum versorgt.

Hautäste der primären Rami posteriores der Nervi cervicales

Diese Äste sind nicht ein Teil des Plexus cervicalis und theoretisch können sie nicht bei einer Blockade des Plexus erfaßt werden. Muß der Hautbezirk, den sie innervieren, anaesthesiert werden, so wird das gewöhnlich durch oberflächliche Infiltration erreicht. Der primäre Ramus posterior von C1 hat keinen Ramus cutaneus. Der *Nervus occipitalis major* entspringt von C2 und erhält einen kleinen Ast von C3. Er wird oberflächlich, indem er den Musculus trapezius und die tiefe Fascie dicht unterhalb der Linea nuchalis terminalis 3 cm lateral der Protuberantia occipitalis externa durchdringt. Er zieht aufwärts, um einen weiten Bezirk der Kopfhaut bis nach vorn in das Gebiet des Nervus supraorbitalis zu versorgen (Abb. 49). Der *Nervus occipitalis tertius* entspringt von C3, durchbohrt den Musculus trapezius etwa 3 cm unterhalb des Nervus occipitalis major, aber näher zur Mittellinie, um ein Areal von Hals- und Kopfhaut unter der Linea nuchalis terminalis zu innervieren. Die primären Rami posteriores der übrigen Nervi cervicales versorgen segmental die Rückseite des Halses.

Kapitel V

Das autonome Nervensystem im Bereich von Kopf und Hals

Obgleich beide Teile des autonomen Systemes in gewisser Hinsicht Antagonisten sind, befinden sie sich in gesunden Zuständen gut ausgeglichen und ergänzt. Sie können wohl mit zwei Rudern verglichen werden: unter normalen Bedingungen treiben sie im Zusammenwirken ein Schiff vorwärts; aber gelegentlich hat der Gebrauch von nur einem Ruder seine bestimmten Ziele (Grant).

Der Parasympathicus

Die Funktion des *efferenten* Parasympathicus, soweit Kopf und Hals betroffen sind, ist hauptsächlich dilatatorisch an den Blutgefäßen, sekretomotorisch an den Drüsen (andere als Schweißdrüsen) und konstriktorisch an der Pupille. Die nervösen Impulse verlaufen in Fasern, die von tiefen Kernen im Hirnstamm entspringen und in den III., VII., IX. und X. Hirnnerven aus dem Schädel austreten. Die praeganglionären (Schalt)Fasern sind markhaltig und schalten regelmäßig einmal in einem peripheren autonomen Ganglion um. Von dort wird der Impuls zu seinem Bestimmungsort von nicht markhaltigen postganglionären (Reiz) Fasern fortgeleitet.

Es gibt auch *afferente* Fasern im cranialen Parasympathicus. Sie leiten Impulse von Organen zum Hirnstamm, die zum Bewußtsein gelangen können oder nicht. Diese Fasern sind markhaltig und periphere Fortsätze von Zellen, die in den Ganglien der VII., IX. und X. Hirnnerven gefunden werden. (Gelegentlich sind Zellen dieses Typs im Ganglion des Nervus trigeminus zu finden – siehe S. 39).

Der Parasympathicus hat auch eine Verzweigung zum Carotis-Körperchen und -Sinus, um bestimmte cardiovasculäre Reflexe zu vermitteln.

Efferente Bahnen im Nervus oculomotorius

Die efferenten parasympathischen Fasern des III. Hirnnerven entspringen vom Kern dieses Nerven im oberen Teil des Hirnstammes. Die praeganglionären Fasern ziehen vorwärts im Hauptnerven. Später geht ein Ast zum

Musculus obliquus inferior ab, um in das Ganglion ciliare einzutreten und umzuschalten. Die austretenden postganglionären Fasern ziehen in den Nervi *ciliares breves* weiter, die nahe dem Nervus opticus in den Augapfel eindringen (Abb. 44). Die Fasern setzen sich zwischen Sklera und Choroidea nach vorn fort, um den Musculus ciliaris (Akkomodation) und den Musculus sphincter pupillae zu versorgen (Akkomodation und Lichtreflex).

Merke: Die *Nervi ciliares brevi*, die vom Ganglion ciliare zum Auge laufen, werden auch auf S. 56 erwähnt. Hier genügt die Erwähnung, daß sie neben den parasympathischen Fasern zwei andere Komponenten haben, die beide nicht im Ganglion umschalten, aber durch dieses hindurchziehen:

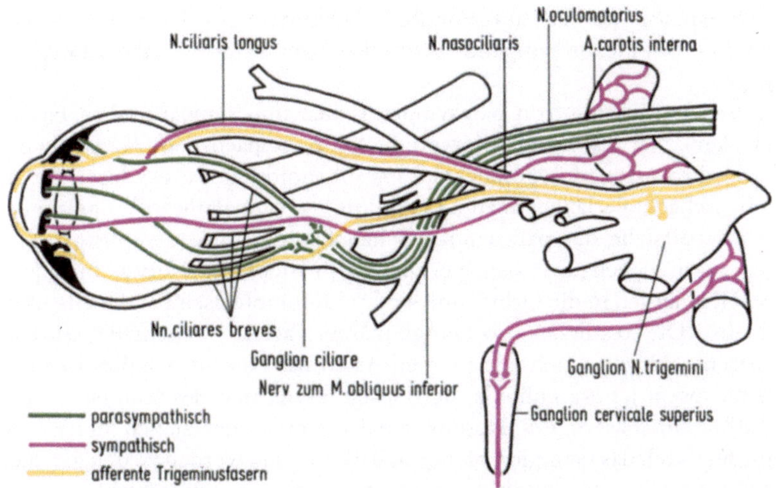

Abb. 44. Schema der Verteilung der autonom motorischen und somatisch sensiblen Nervenversorgung des Auges. Alle parasympathischen Fasern (grün) schalten im Ganglion ciliare um. Die sympathischen Fasern (rot) und die somatischen afferenten Fasern (gelb) laufen entweder durch die Nervi ciliares longi oder das Ganglion ciliare

1. Fasern vom Plexus sympathicus der Arteria carotis interna, die von Zellen des Ganglion cervicale superius entspringen. Diese dienen der vasomotorischen Versorgung des Auges und regen den Musculus dilatator pupillae an.

2. Eine bestimmte Zahl afferenter somatischer Fasern von allen Teilen des Auges läuft über die Nervi ciliares breves und das Ganglion ciliare, um in den Nervus nasociliaris des Nervus ophthalmicus des V. Hirnnerven auf ihrem Wege zu ihren Nervenzellen im Ganglion Gasseri einzutreten. Dieser Weg ergänzt die somatische sensorische Bahn vom Auge direkt zum Nervus nasociliaris über die Nervi ciliares *longi*, die keine Verbindung mit dem Ganglion ciliare haben.

Efferente Bahnen im Nervus facialis

Die *efferenten* parasympathischen Fasern des VII. Hirnnerven haben in der Pons ihren Ursprung. Sie laufen in der Pars intermedia (S. 20), die den Hauptnerven begleitet, nachdem beide in den Meatus acusticus internus eingetreten sind. Alle diese parasympathischen Fasern verlassen den Hauptnerven in 3 Ästen, die er noch innerhalb des Canalis facialis abgibt.

1. Der *Nervus petrosus major* entspringt im Bereich des Ganglion geniculatum. Er durchbohrt die Facies superior der Pars petrosa des Os temporale in der mittleren Schädelgrube und läuft extradural zur Spitze des Knochens, wo er am Foramen lacerum vom Nervus petrosus profundus vom Plexus sympathicus um die Arteria carotis interna begleitet wird.

Diese Vereinigung von parasympathischen und sympathischen Fasern bildet den „Nervus canalis pterygoidei". Er ist nach dem Kanal in der Basis des Processus pterygoideus des Os sphenoides genannt, durch den er den Hirnschädel verläßt, um zum Ganglion pterygopalatinum zu gelangen, der Umschaltstelle der parasympathischen Fasern. Viele der postganglionären Fasern ziehen über den Nervus zygomaticus des Nervus maxillaris des V. Hirnnerven in die Orbita und sind sekretomotorisch für die Glandula lacrimalis. Die restlichen postganglionären Fasern – ebenfalls sekretomotorisch – verteilen sich mit anderen Ästen des Nervus maxillaris zu den Schleimdrüsen der Nasenhöhle, des Nasopharynx und des Gaumens. (Die sympathischen Fasern des Nervus canalis pterygoidei ziehen ohne Umschaltung durch das Ganglion pterygopalatinum und werden zu den gleichen Gebieten verteilt. Sie sind in ihrer Funktion vasokonstriktorisch).

2. Ein *Ramus communicans* verläßt das Ganglion geniculi und vereinigt sich mit parasympathischen Fasern des Nervus glossopharyngeus vom Plexus tympanicus, um den *Nervus petrosus minor* zu bilden, dessen Verlauf auf S. 39 beschrieben wurde.

3. Die *Chorda tympani* wird kurz oberhalb des Foramen stylomastoideum abgegeben, und, nachdem sie die Vorderwand des Canalis facialis (die Hinterwand des Mittelohres) durchbohrt hat, zieht sie in enger Beziehung zum oberen Teil der Membrana tympani nach vorn. Durch die Fissura petrotympanica tritt sie am tiefen Punkt der Articulatio temperomandibularis aus dem Mittelohr aus.

Dann zieht sie abwärts und vorwärts zur Regio pterygomandibularis und vereinigt sich mit dem Nervus lingualis. Auf diesem Wege erreichen die Fasern das Ganglion submandibulare, in dem sie umschalten. Einige postganglionäre Fasern leiten sekretorische Reize direkt zur Glandula submandibularis; andere treten wieder in den Nervus lingualis ein und werden in ihm weiter nach vorn zur Glandula sublingualis geführt.

Der Nervus facialis führt auch *afferente* Fasern, die der speziellen Geschmacksempfindung im Bereiche der anterioren zwei Drittel der Zunge und des Gaumens dienen. Fasern von der Zunge laufen in der *Chorda tympani* und die vom Gaumen im *Nervus petrosus major*. Diese sensiblen Fasern haben ihre Zellstationen im Ganglion geniculi des Nervus facialis. Ihre zentralen Fortsätze ziehen in der Pars intermedia zum Hirnstamm. Sie können als die afferente Seite des Reflexbogens angesehen werden, der von den parasympathischen sekretomotorischen Fasern zu den Speicheldrüsen vervollständigt wird. (Es ist bekannt, daß gelegentlich einige dieser afferenten Geschmacksfasern im Nervus lingualis verbleiben und ihre Zellstationen im Ganglion Nervi trigemini haben. In solchen Fällen ist die Exstirpation des Ganglions oder eines Teiles seines sensiblen Abschnittes von partiellem Geschmacksverlust gefolgt.)

Die efferenten Bahnen im Nervus glossopharyngeus

Die efferenten parasympathischen Fasern, die im IX. Hirnnerven laufen, entspringen in der Medulla oblongata und ziehen im Hauptnerven durch das Foramen jugulare. Unmittelbar außerhalb des Hirnschädels verlassen die präganglionären Fasern den Nervus glossopharyngeus im Nervus tympanicus und ziehen in ihm bis zur Innenwand des Mittelohres hinauf, wo sie (mit sympathischen Fasern des Plexus caroticus) den Plexus tympanicus bilden.

Nach Verlassen des Plexus vereinigen sich einige Fasern des Nervus facialis (S. 21) und bilden den *Nervus petrosus minor*. Dieser verläßt das Mittelohr, indem er die obere Fläche der Pars petrosa des Os temporale am Boden der mittleren Schädelgrube unmittelbar lateral der schlitzförmigen Öffnung des Nervus petrosus major durchbohrt. Er läuft dann extradural nach vorn, verläßt den Schädel durch das Foramen ovale (oder über das Foramen accessorium innominatum), um das Ganglion oticum mit dem Nervus mandibularis des V. Hirnnerven zu erreichen. Hier schalten die Fasern um, und ihre postganglionären Fortsätze führen sekretorische Reize über den Nervus auriculotemporalis zur Glandula parotis.

Vom Plexus tympanicus können einige Fasern, die sich mit dem Nervus petrosus *major* vereinigen, nachgewiesen werden. So ist es möglich, daß der Nervus glossopharyngeus zusammen mit dem Nervus facialis Anteil an der Innervation der Glandula lacrimalis nimmt.

Der IX. Hirnnerv führt auch parasympathische *afferente* Fasern, die für den Geschmackssinn im hinteren Drittel der Zunge und der benachbarten Region verantwortlich sind. Diese sensorischen Fasern sind die peripheren Zellfortsätze in einem oder anderen der zwei Ganglien, die auf dem Nerven an der Basis des Hirnschädels gefunden wurden. Sie können, wie im Falle des VII. Hirnnerven (siehe oben), als die afferente Seite eines Bogens angesehen werden, der salivatorischen Reflexen dient.

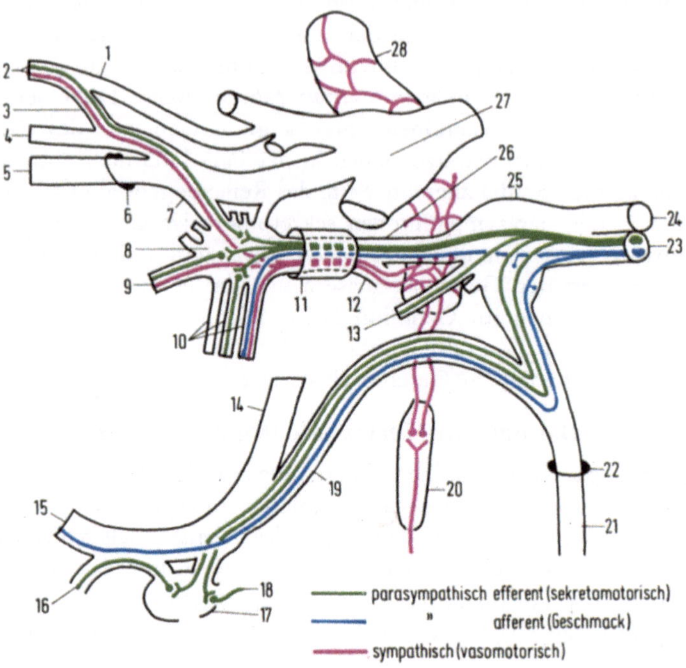

1. Ramus lacrimalis nervi ophthalmici N. V
2. Fasern zur Glandula lacrimalis
3. Ramus communicans
4. Nervus zygomaticus nervi maxillaris
5. N. infraorbitalis
6. Beginn des Canalis infraorbitalis
7. Nervus maxillaris
8. Ganglion pterygopalatinum
9. Rami nasales
10. Rami palatini
11. Canalis pterygoideus
12. N. petrosus profundus
13. Anteil zum N. petrosus minor
14. N. lingualis
15. Geschmacksfasern zu den anterioren zwei Dritteln der Zunge
16. Postganglionäre Fasern zur Glandula sublingualis
17. Ganglion submandibulare
18. Postganglionäre Fasern zur Glandula submandibularis
19. Chorda tympani
20. Ganglion cervicale superius (sympathisch)
21. N. facialis
22. Foramen stylomastoideum
23. Pars intermedia } N. facialis
24. Motorische Wurzel } N. facialis
25. Ganglion geniculi N. VII
26. N. petrosus major
27. Ganglion N. trigemini
28. A. carotis interna

Abb. 45. Verteilung von parasympathischen Fasern im Nervus facialis. Es werden die Verbindungen mit den drei Stämmen des Nervus trigeminus gezeigt. Die sympathischen Fasern, die sich mit dem Nervus petrosus major zum Nervus canalis pterygoidei vereinigen, werden angedeutet

Der IX. Hirnnerv leitet auch parasympathische afferente Fasern vom Carotis-Sinus und -Körperchen, die eine wichtige Rolle bei cardiovasculären Reflexen spielen, die den Blutdruck regulieren.

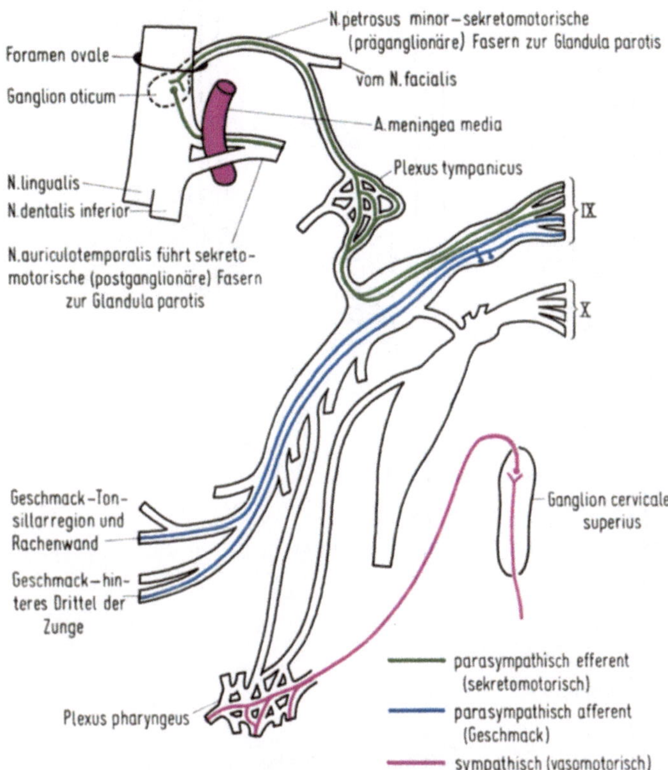

Abb. 46. Verteilung der parasympathischen afferenten (blau) und efferenten (grün) Fasern im Nervus glossopharyngeus. Der Anteil des Sympathicus (rot) im Plexus pharyngeus wird ebenfalls dargestellt

Parasympathischer Anteil des Nervus vagus

Der X. Hirnnerv enthält einen reichen Anteil an parasympathischen Fasern, die in der Medulla entspringen und sich weit über Kopf, Hals, Thorax und Abdomen verteilen. Die zwei Rami cardiaci superior und inferior und die terminale Verteilung des Nerven zu den abdominellen Organen liegen außerhalb des Rahmens dieses Buches. Später wird in diesem Abschnitt eine kurze Anmerkung über die Fasern des Vagus erfolgen, die in ihrem Charakter nicht autonom sind.

An Kopf und Hals sind einige der parasympathischen, *efferenten* Fasern des Vagus zu den Schleimdrüsen des Pharynx, Larynx, Oesophagus und der

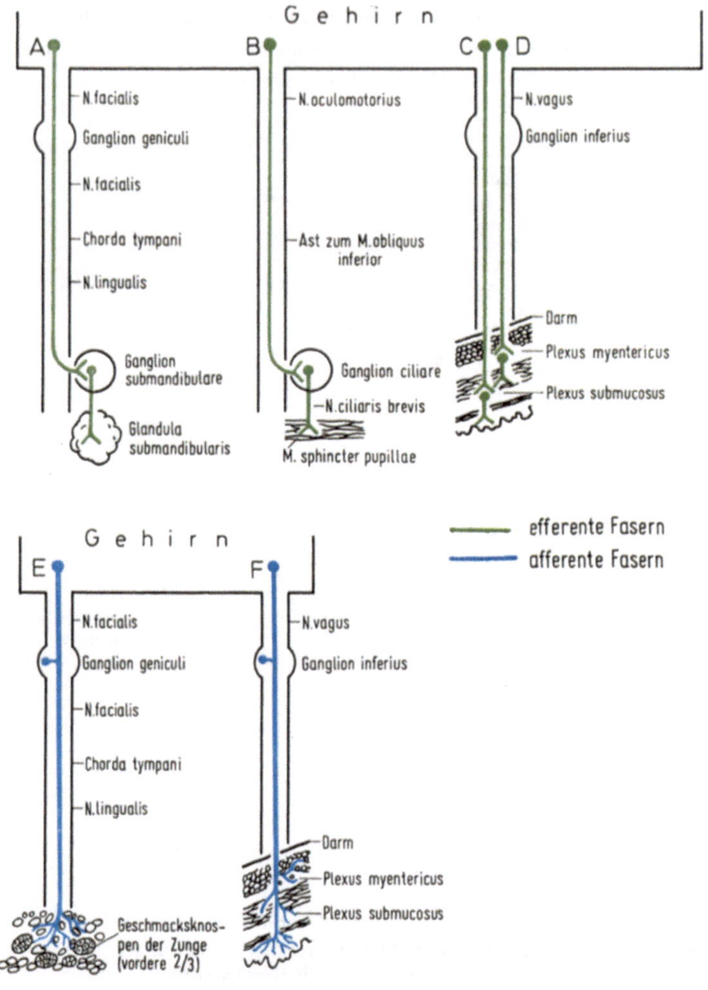

Abb. 47. In einem zusammengefaßten Schema ist der *craniale Parasympathicus* dargestellt, um die typischen Verläufe von verschiedenen efferenten und afferenten Fasern zu zeigen.

Alle *efferenten* Fasern (grün) schalten einmal außerhalb des Hirnnerven um. Die, die Gewebe des Kopfes und Halses versorgen, schalten in bestimmten Ganglien (z. B. das Ganglion oticum) außerhalb der zu versorgenden Gewebe um.

A. Wenn Fasern, die zur Glandula submandibularis ziehen, als Beispiel genommen werden, so ist nacheinander der praeganglionäre Verlauf im Nervus facialis, in der Chorda tympani und im Nervus lingualis. Die Umschaltstelle liegt im Ganglion submandibulare, von wo die postganglionären Fasern zur Drüse weiterlaufen. B. Eine motorische Bahn zu glatten Muskeln im Auge. Beispiel: Fasern laufen im Nervus oculomotorius, ziehen über seine Äste zum Musculus obliquus inferior zu ihrer Schaltstation im Ganglion ciliare. Von hier gehen die postganglio-

Trachea sekretomotorisch. Andere aktivieren die glatte Muskulatur von Oesophagus und Trachea. Diese Fasern unterscheiden sich von den parasympathischen Fasern, die im III., VII. und IX. Hirnnerven laufen, in der Weise, daß sie nicht in unverkennbaren Ganglien, die für das bloße Auge sichtbar sind, umschalten. Sie liegen dagegen in Gruppen von verstreuten Zellen eingebettet in Plexus in den Wandungen der Organe, die sie versorgen. Deshalb sind die postganglionären Fasern viel kürzer als die praeganglionären.

Die parasympathischen *afferenten* Fasern, die vom Vagus von Geweben des Kopfes und Halses geführt werden, sind solche, die 1. der speziellen Geschmacksempfindung der Epiglottis und 2. Empfindung allgemeiner Art der Schleimhaut der Trachea und des unteren Oesophagus-Abschnittes dienen. Diese werden häufig als „speziell visceral afferent" und entsprechend „allgemein visceral afferent" bezeichnet.

Es gibt andere Fasern des Vagus, efferent und afferent, die, obwohl sie ihrem Charakter nach nicht autonom sind, der Vollständigkeit halber hier kurz erwähnt werden. Die efferenten Fasern in dieser Kategorie versorgen *quergestreifte* Muskeln im Palatum (mit Ausnahme des Musculus tensor veli palatini, versorgt vom Nervus trigeminus), den Larynx, Pharynx und oberen Abschnitt des Oesophagus. Sie werden gewöhnlich als „branchiogen efferent" bezeichnet, da die Muskeln in dieser Region von den Kiemenbögen stammen. Entsprechende afferente Fasern, die regulären Empfindungen (z. B. Schmerz, Berührung, Temperatur) in den Schleimhäuten der gleichen Regionen dienen, können deshalb gemäß „branchiogen afferent" genannt werden.

nären Fasern in den Nervi ciliares breves, durchdringen den Augapfel und erreichen den Musculus sphincter pupillae.

Im Falle der efferenten Fasern, die den Darm versorgen (durch den Vagus) findet die Umschaltung in einem Plexus in der Wand des Darmes selbst statt und die postganglionären Fasern sind entsprechend kurz.

C. Eine sekretomotorische Bahn zum Intestinum, z. B. zum Magen. Die Fasern laufen im Vagus und schalten im submucösen Plexus (Meissners) in der Magenwand um.

D. Die Nervenbahnen zu den glatten Muskeln des größten Teiles des Darmes verlaufen auch im Vagus. Sie haben ihre Schaltstation zwischen den longitudinalen und circulären Muskelschichten.

Alle *afferenten* Fasern (blau) haben ihre Zellstation in einem sensorischen Ganglion eines Hirnnerven. Hier gibt es keine Umschaltung.

E. Eine Bahn spezieller Geschmacksempfindung z. B. der anterioren zwei Drittel der Zunge. In diesem Falle verläuft sie nacheinander durch den Nervus lingualis, die Chorda tympani und den Nervus facialis. Auf ihrem Wege zum Hirnstamm passieren die Fasern das Ganglion geniculi des Nervus facialis, in dem ihre Ursprungszellen liegen.

F. Eine Bahn gewöhnlicher Empfindung von der Darmwand. Die afferenten Fasern laufen im Vagus zum Hirnstamm über das Ganglion inferius dieses Nerven.

Die von der Regel abweichende Gruppe afferenter Fasern im Ramus auricularis des Nervus vagus gehört tatsächlich zur somatischen Kategorie, da sie sich beim Eintritt in die Medulla mit dem Tractus descendens und Nucleus des Nervus trigeminus vereinigen. Sie leiten normale Empfindung von einem kleinen Areal der Haut hinter dem Ohr und der Mastoid-Region, vom Boden und von der posterioren Wand des Meatus acusticus externus cartilagineus und vom unteren Teil der Membrana tympani.

Der Sympathicus

Die Funktion des sympathischen Teiles der autonomen Versorgung von Kopf und Hals ist, kurz zusammengefaßt, konstriktorisch an den Blutgefäßen, sekretomotorisch für Schweißdrüsen, hemmend auf die Sekretion anderer Drüsen – Speichel, Tränen, Schleim – und aktivierend auf Musculi dilatator pupillae und arrectores pilorum. Zusätzlich erregt der Sympathicus die glatte Muskulatur, die einen Teil des Musculus levator palpebrae superioris bildet (siehe die enge Lidspalte beim Horner'schen Syndrom). Ebenso wie der Parasympathicus, hat er eine wichtige Verbindung zu den Carotiskörperchen und -Sinus.

In der Regel sind die sympathischen postganglionären Fasern in ihrem Charakter adrenergisch, während die parasympathischen postganglionären Fasern cholinergisch sind. Dabei gibt es eine bemerkenswerte Ausnahme – die erregenden Fasern des Sympathicus, die sich zu den Schweißdrüsen verteilen, sind in ihrem Typ cholinergisch.

Wie beim parasympathischen System erreichen die sympathischen Impulse ihren Bestimmungsort, nachdem sie einmal in einem Ganglion außerhalb des Zentralnervensystemes umgeschaltet wurden. Für die Gewebe von Hals und Kopf erfolgt die Umschaltung in einem der drei Ganglien (cervicothoracicum, medium oder superius) der cervicalen Symphaticus-Kette.

Es ist ein Merkmal sympathischer Aktivität (im Gegensatz zur parasympathischen), daß beim Umschalten einer praeganglionären Faser in ihrem Ganglion sie mit mehreren einzelnen Neuronen Synapsen bilden kann. Daraus ergibt es sich, daß die Zahl der austretenden postganglionären Fasern erheblich im Überschuß zu den eintretenden praeganglionären Fasern steht und die Reizbeantwortung einer praeganglionären Faser entsprechend weit ausgedehnt wird.

Die sympathische Aktivität wird vom Hypothalamus, der am Boden des III. Ventrikels liegt, kontrolliert. Von hier ziehen Züge von Fasern nach abwärts und schalten mit Zellen im lateralen Horn des Rückenmarkes um. Diese Zellen bilden den Ursprung zu praeganglionären Fasern, die in den anterioren Wurzeln der Spinalnerven zwischen und einschließlich des 1. thoracalen und 2. lumbalen Segmentes austreten. Die Bahnen zum Kopf und Hals sind wahrscheinlich auf die Segmente Th1 und Th2 begrenzt, während die zur oberen Extremität von Th 2 bis Th 9 einschließlich kommen.

Die praeganglionären (Verbindungs)Fasern laufen von den primären, anterioren Ästen der Nervi thoracici, um in das entsprechende sympathische Ganglion einzutreten (siehe unten). Diese markhaltigen Fasern werden „weiße Äste" genannt und schalten, nachdem sie in die Sympathicus-Kette eingetreten sind, in Ganglien gleicher Höhe oder etwas höher um.

Die postganglionären (Reiz)Fasern sind nicht markhaltig oder haben nur eine feine Markscheide, und sind als „graue Äste" bekannt; sie treten aus der Kette aus und werden in verschiedenen Höhen verteilt.

Die cervicale Sympathicus-Kette und Ganglien

Die cervicale Sympathicus-Kette liegt in dem Fascienraum, der posterior von der Fascie, die über den praevertebralen Muskeln liegt und anterior von der Carotisscheide begrenzt ist. Obgleich die sympathischen praeganglionären Fasern für Kopf, Hals und obere Extremität das Zentralnervensystem von Rückenmarkssegmenten austreten, die so weit wie von Th 1 bis Th 9 reichen, konvergieren die Bahnen und passieren anterior zum Hals der ersten Rippe. Hier können das erste thoracale Ganglion und das Ganglion cervicothoracicum der Sympathicus-Kette getrennt oder zum Ganglion stellatum verschmolzen sein.

Das *Ganglion stellatum*, die Verschmelzung der segmentalen Ganglien C 7, C 8, auch Th 1 (und gelegentlich Th 2) liegt an der vorderen Fläche des Halses der ersten Rippe und reicht nach cranial bis vor den 8. Cervicalnerven (der seitlich zwischen Processus transversalis 7 und der Rippe verläuft). Am Hals der Rippe liegt die Arteria intercostalis superior lateral zum Ganglion stellatum, und noch weiter lateral steigt ein großer Teil des ersten Nervus thoracicus auf, um sich mit dem unteren Stamm des Plexus brachialis zu vereinigen. Der untere Teil des Ganglions ist vorn von der Pleurakuppel und im oberen Teil von der Arteria vertebralis bedeckt.

Wenn das Ganglion cervicothoracicum und das Ganglion thoracicum I getrennt sind, so liegt eines unmittelbar oberhalb des Halses der ersten Rippe und das andere dicht darunter vor dem Nervus thoracicus 1.

Zwischen dem Ganglion cervicothoracicum und dem Ganglion cervicale medium ist der Grenzstrang aus zahlreichen Fasern in enger Beziehung zum ersten Abschnitt der Arteria subclavia und Arteria vertebralis, die von ihr abgeht, zusammengesetzt. Das *Ganglion cervicale medium*, das die segmentalen Ganglien C 5 und C 6 darstellt, liegt in Höhe des 6. Halswirbels (gegenüber dem Cartilago cricoidea) hinter und medial der Carotis-Scheide. Von hier zieht der Grenzstrang gerade aufwärts, getrennt durch die praevertebralen Muskeln vom medialen Teil des Processus transversus zum Ganglion cervicale superius. Dieses auseinander gezogene Gebilde, das die Verschmelzung der ersten vier segmentalen Ganglien – C1, C2, C3, C4 – darstellt, liegt in Höhe des 2. und 3. Halswirbels.

Verteilung der grauen Äste

Die postganglionären Fasern werden, wenn sie aus der Kette herauskommen, auf zwei Hauptwegen verteilt – entweder (1) indem sie in periphere somatische *Nerven* eintreten oder (2) Plexus rund um die Haupt*arterie* und ihre Äste bilden.

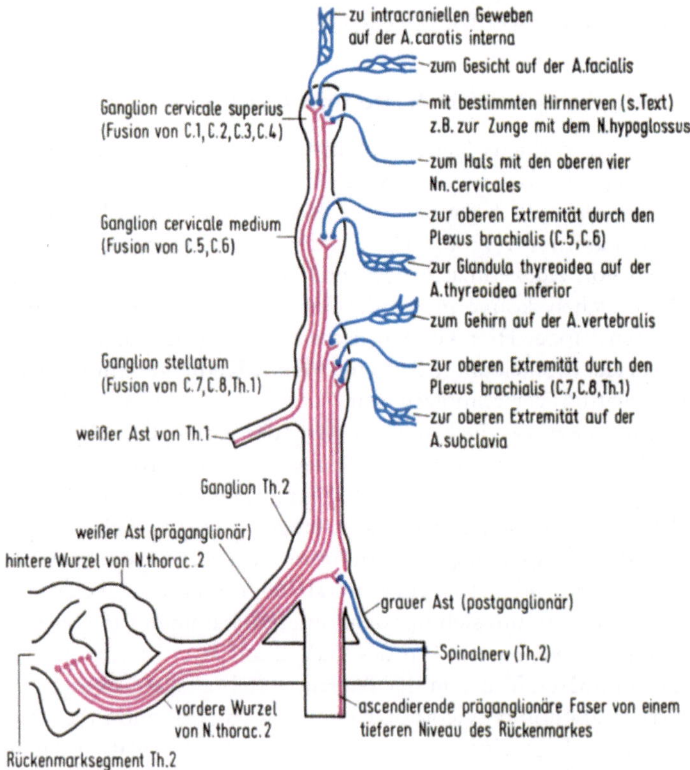

Abb. 48. Darstellung sympathischer Fasern (praeganglionär, rot), die ihre Schaltstelle in der zervikalen Ganglien-Kette haben und ihre spätere Verteilung (postganglionär, blau). Es finden sich keine weißen Äste, die oberhalb der Höhe des Ganglion Th1 in die Kette eintreten, obwohl graue Äste in allen Höhen von der Ganglien-Kette austreten

Verteilung von grauen Ästen vom Ganglion cervicothoracicum (oder von einem stellatum). Graue Äste treten aus dem Ganglion cervicothoracicum aus und in die anterioren primären Äste der entsprechenden segmentalen Spinalnerven ein, z. B. C7 und C8 – oder im Falle des Ganglion stellatum,

C7, C8, Th1 und sogar Th2. In diesen *Nerven* werden die sympathischen Fasern zur oberen Extremität *über* die unteren und mittleren Stämme des Plexus brachialis geleitet.

Andere graue Äste ziehen von diesem Ganglion zur oberen Extremität über einen Plexus, den sie rund um die Arteria subclavia und axillaris bilden. Dieser periarterielle Plexus wird, jedoch weiter distal in der Extremität, durch sympathische Fasern verstärkt, die von den Hauptästen des Plexus brachialis, z. B. den Nervus medianus abgegeben werden.

Andere graue Äste vom Ganglion cervicothoracicum, oder Ganglion stellatum bilden einen Plexus um die *Arteria* vertebralis herum. Indem sie dieses Gefäß und seine Äste begleiten, üben sie eine konstriktorische Wirkung auf Gefäße des Gehirns und Rückenmarkes aus.

Verteilung von Ästen des Ganglion cervicale medium. Graue Äste kommen aus diesem Ganglion, treten in die anterioren primären Äste der Nervi cervicales 5 und 6 ein, in denen sie über den oberen Stamm des Plexus brachialis zur oberen Extremität verteilt werden.

Eine andere Gruppe postganglionärer Fasern bilden einen Plexus um die *Arteria thyreoidea inferior* und werden so zur Glandula thyreoidea verteilt.

Verteilung von Ästen vom Ganglion cervicale superius. Graue Äste des Ganglion cervicale superius vereinigen sich und laufen im VII., IX., X., XI. und XII. *Hirnnerven*, nachdem sie aus dem Hirnschädel ausgetreten sind. Andere werden in den oberen vier *Cervicalnerven* verteilt.

Eine weitere Gruppe von grauen Ästen kommt vom Ganglion und bildet Plexus rund um die *Arteria* carotis externa und läuft mit ihren Ästen. Viele andere postganglionäre Fasern verlassen den oberen Teil des Ganglions, bilden einen Plexus rund um die *Arteria* carotis interna und begleiten dieses Gefäß durch den Canalis caroticus in die Schädelhöhle.

Sympathische Verteilung im Hirnschädel. Der „Nervus" oder Plexus caroticus internus postganglionärer erregender Fasern um die Arteria carotis interna hinauf in die Schädelhöhle geführt, wird über die Arteriae cerebri und ophthalmica dieses Gefäßes verteilt. Fasern werden zur Hypophyse und in der Orbita zur Glandula lacrimalis, zum Augapfel (M. dilatator pupillae) ebenso wie zu den glatten Muskelfasern, die einen Teil des Musculus levator palpebrae superioris bilden, abgegeben. Diese intracraniellen sympathischen Fasern haben alle ihre Zellstationen im Ganglion cervicale superius außerhalb des Hirnschädels. Das gleiche Ganglion gibt, wie dargestellt wurde, Ursprünge für extracranielle postganglionäre Fasern, die in den perivasculären Plexus einen konstriktorischen Effekt auf die Blutgefäße der Haut ausüben und auch erregend auf die Schweißdrüsen von Gesicht und Hals wirken. Erinnert man sich daran, daß alle entsprechenden praeganglionären Fasern zu Zellstationen des oberen thoracalen Abschnittes (Th1, Th2) des Rückenmarkes gehören, so erkennt man, daß das Horner'sche Syndrom und zusätzliche Zeichen von geröteter und trockener Haut Folge einer Läsion des Grenzstranges irgendwo zwischen dem anterioren primären Ast von Th2 und dem Ganglion cervicale superius sein müssen. Verletzung der Hauptnerven Th1 und Th2 in ihren entsprechenden Foramina intervertebralia würde auch das Syndrom hervorrufen, während eine Läsion irgendeines Hauptnerven C1–C8 in ihren Foramina keinen solchen Effekt haben würde, da alle diese Segmente über den aus dem Rückenmark austretenden sympathischen Bahnen liegen und keine praeganglionären (weiße Äste) beteiligt wären (S. 46).

Kapitel VI

Die Innervation der Haut

Der Verlauf der oberflächlichen Nerven von Kopf und Hals wurde unter „Nervus Trigeminus“ (S. 1) und „Plexus Cervicalis“ (S. 32) beschrieben. Abb. 49 faßt diese Darstellung zusammen. Folgende Punkte sind beachtenswert:

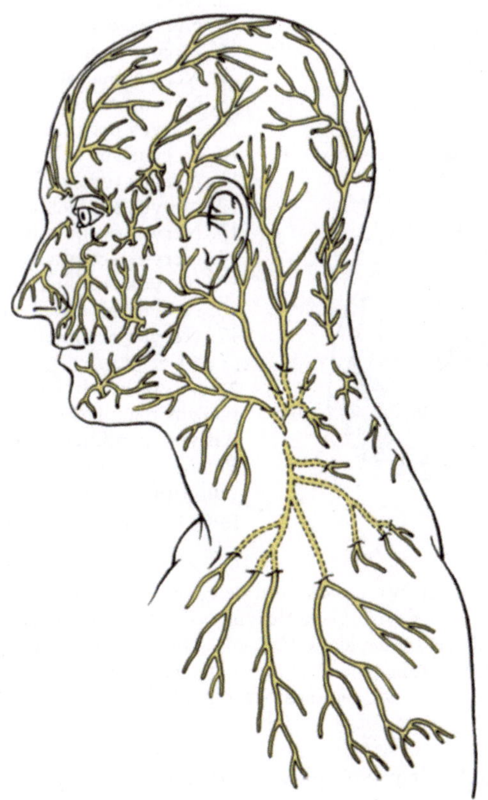

Abb. 49. Verteilung der sensiblen Versorgung der Haut durch den Nervus trigeminus, den Plexus cervicalis und die posterioren, primären Äste der Nervi cervicales

1. Die Nerven, die die Kopfhaut versorgen, haben einen langen oberflächlichen Verlauf in cranialer Richtung. Sie sind deshalb für einen Barrieren-Block geeignet.

2. Die Hautäste zum Gesicht sind kurz und breiten sich strahlenförmig aus. Diese Verteilung macht sie für einen Barrieren-Block ungeeignet, doch können die Äste der Nervi infraorbitalis und mentalis durch eine Injektion des Hauptstammes im Bereich ihrer Foramina anaesthesiert werden.

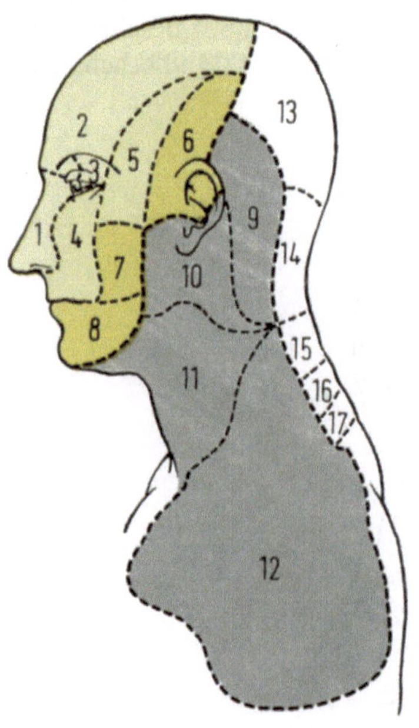

1. Nervus nasalis externus
   Nervus infratrochlearis
2. Nervus supratrochlearis
   Nervus supraorbitalis
3. Nervus lacrimalis
4. Nervus infraorbitalis
5. Nervus zygomaticofacialis
   Nervus zygomaticotemporalis
6. Nervus auriculotemporalis
7. Nervus buccalis longus
8. Nervus mentalis
9. Nervus occipitalis minor
10. Nervus auricularis magnus
11. Nervus transversus colli
12. Nervus supraclavicularis
13. Nervus occipitalis major (C2)
14. Nervus occipitalis tertius (C3)
15. Nervus occipitalis quartus (C4)
16. Nervus occipitalis quintus (C5)
17. Nervus occipitalis sextus (C6)

Nervus ophthalmicus von N. V
Nervus maxillaris von N. V
Nervus mandibularis von N. V
Plexus cervicalis
(anteriore primäre Äste C2, 3, 4)
posteriore primäre Äste

Abb. 50. Die ungefähren Areale, die von den Nerven des Kopfes und Halses versorgt werden. Die Cornea wird vom Nervus ophthalmicus durch die Rami ciliares des Nervus nasociliaris innerviert (Abb. 44). Die Conjunctiva, sowohl des Augapfels, als auch der Innenfläche des Lides hat die gleiche nervöse Versorgung, wie die darüberliegende Haut

3. Die oberflächlichen Nerven zur Vorder- und Seitenfläche des Halses und zur Ohrmuschel – der Nervus transversus colli, der Nervus auricularis magnus und der Nervus occipitalis minor – liegen am Mittelpunkt des hinteren Randes des Musculus sternocleidomastoideus zusammen. Gewöhnlich durchdringen sie hier die tiefe Fascie.

4. Die absteigenden Nervi supraclaviculares, die die Seite von Hals, Schulter und Regio infraclavicularis versorgen, sind an diesem Mittelpunkt tief zur Fascie gebündelt (3, oben): Hier können sie sicherer blockiert werden als an einer tieferen Stelle, wo sie wohl oberflächlicher liegen, aber bereits divergieren.

Abb. 50 ist ein bekanntes Schema der Innervation der Haut von Kopf und Hals. Es ist ein ausreichender Hinweis, um festzustellen, ob ein bestimmter Nerv erfolgreich blockiert ist. Doch das Areal der kompletten Analgesie ist kleiner, als nach dem Diagramm zu vermuten ist, da sich die angrenzenden Nerven überdecken, auch, wenn sie embryologisch verschiedenen Gebieten zugehören. Außerdem gibt es auffällige Variationen in der Verteilung bestimmter Nerven bei verschiedenen Personen.

Kapitel VII

Die Orbita und das Auge

Die Orbita ist eine knöcherne Höhle in Form einer vierseitigen Pyramide mit der Basis am Orbital-Rand und der Spitze am Canalis opticus. Die mediale Wand liegt in der antero posterioren Ebene, und die laterale Wand verläuft in einem Winkel von 45° zu ihr. Die Achse der Pyramide ist so vorwärts und auswärts gerichtet; sie ist auch leicht abwärts geneigt. Der Nervus opticus folgt dieser Richtung, aber die Sehachsen der zwei Augäpfel liegen in anteroposteriorer Ebene parallel zueinander und zur medialen Wand der zugehörigen Orbita. Das Dach der Orbita wird vom Boden der vorderen Schädelgrube gebildet. Medial ist die Orbita von der Nasenhöhle durch die lufthaltigen Cellulae ethmoidales getrennt; auf der lateralen Seite steht sie in Beziehung zur Fossa temporalis und zur mittleren Schädelgrube. Nach caudal liegt das Antrum maxillare.

Im Foramen opticum, den Fissurae orbitales und im Canalis ethmoidalis anterior ist das Periost der Orbita (Periorbita) eine Fortsetzung der äußeren Schicht der Dura mater. Die Periorbita ist nur an den Suturen und Foramina fest mit dem Knochen verbunden. Letztere ist eine Fortsetzung der Nervenscheiden, die durch diese Aperturen ziehen. Aus diesem Grunde dringen in die Orbita injizierte Flüssigkeiten nicht in die Schädelhöhle ein (Abb. 54). Man erkennt, daß der Raum zwischen Durabedeckung des Nervus opticus und der Periorbita dem Extradural-Raum im Canalis vertebralis entspricht, wo aus dem gleichen anatomischen Grunde injizierte Flüssigkeit nicht weiter als bis zum Foramen magnum herauf dringen kann [1].

Am Orbitalrand geht die Periorbita in das Periost der Gesichtsknochen über. Hier entspringt die Fascia palpeprae, setzt sich in die Lider fort, wo sie sich verdickt, um die Tarsus zu bilden. Sie bildet ein Diaphragma, mit Conjunctiva ausgekleidet, die sich auf den Augapfel umschlägt und verhütet, daß in die Orbita injizierte Flüssigkeit sich nach vorn in die subcutanen Gewebe der Augenlider ausbreitet. Sie verhindert jedoch nicht, daß sich Blut oder andere Flüssigkeit nach vorn zwischen Conjunctiva und Augapfel in die episkleralen Gewebe ausbreiten können.

Die Hirnhäute sind über den Nervus opticus verlängert, der so von Liquor cerebrospinalis umspült ist. Im Augapfel setzt sich die Dura in die Sklera fort. An diesem Punkte ist die Fascienscheide des Augapfels (Tenon'sche Kapsel) fixiert, die eine membranöse Hülle für die hinteren fünf Sechstel des Augapfels bildet und sich nach vorn ausdehnt, um an der corneoskleralen Verbindung fixiert zu werden. Diese Fascie ist an den Ansätzen der äußeren Augenmuskeln am Augapfel umgeschlagen und verbindet sich allmählich übergehend mit ihrer Muskelscheide. Die freien Grenzlinien der vier Musculi recti verbinden sich durch Ausziehungen ihrer Muskelscheiden so miteinander, daß sie einen Muskelkonus bilden, dessen Spitze nach rückwärts zeigt.

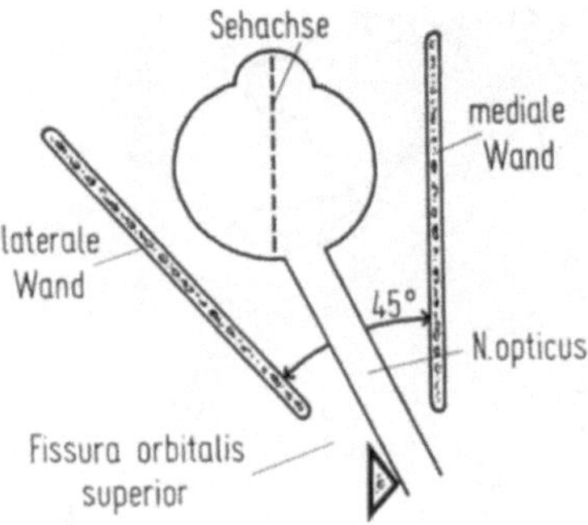

Abb. 51. Das Diagramm zeigt die Achse des Nervus opticus und des Augapfels in Beziehung zur medialen und lateralen Wand der Orbita

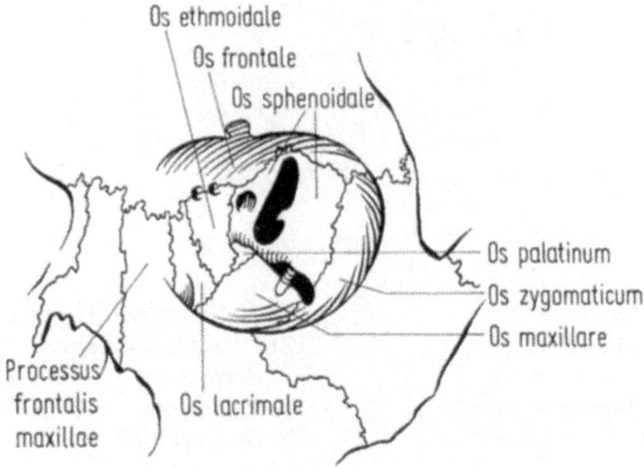

Abb. 52. Knochen, die die Wände des Cavum orbitale bilden

Fascien-Schichten

Die verschiedenen oben beschriebenen Gewebeschichten bestimmen die Ausbreitung von Flüssigkeit, die in die Orbita injiziert wird. In dieser Beziehung kann die Orbita in folgende Räume aufgeteilt werden:

a) *Innerhalb des Muskelkonus.* Neben dem Nervus opticus finden sich in diesem Raum der Stamm des Nervus nasociliaris, die zwei Äste des Nervus oculomotorius, das Ganglion ciliare und die Nervi ciliares longi und breves.

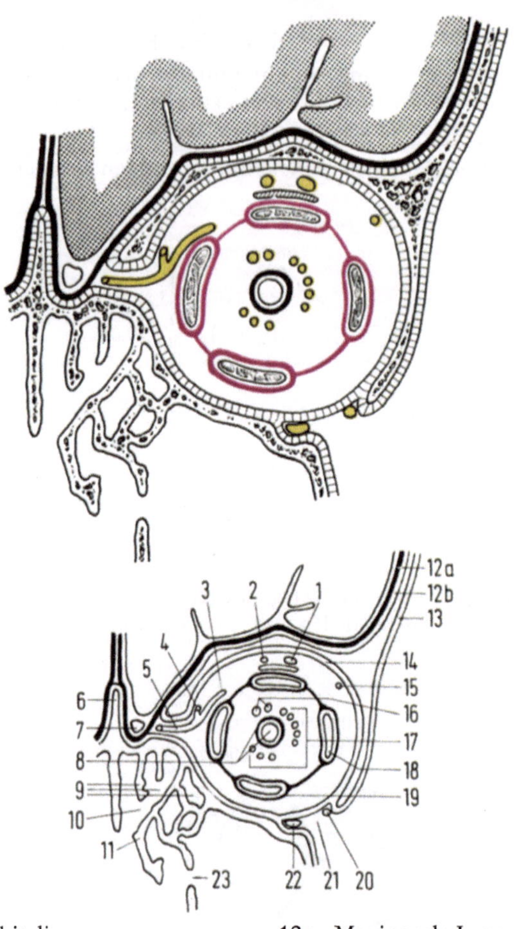

1. N. supraorbitalis
2. N. supratrochlearis
3. N. nasociliaris
4. N. infratrochlearis
5. N. ethmoidalis anterior
6. Crista galli
7. Bulbus olfactorius
8. N. opticus u. Durascheide
9. Concha nasalis superior, Cellulae ethmoidales posteriores und mediales
10. Meatus nasi superior
11. Concha nasalis media

12a. Meningeale Lage } Dura
12b. Endostale Lage } Dura
13. Periost
14. Periorbita
15. N. lacrimalis
16. Nn. ciliares longi
17. Nn. ciliares breves
18. Äußere Muskeln
19. Muskelscheide
20. N. zygomaticus
21. Fissura orbitalis inferior
22. N. maxillaris
23. Antrum maxillare und Aditus

Abb. 53. Querschnitt unmittelbar hinter dem Augapfel in einer Ebene rechtwinklig zur Achse des Nervus opticus. Der Schnitt geht durch das Foramen ethmoidale anterius. In der Orbita werden zusätzlich zum Nervus opticus nur Äste des 5. Hirnnerven gezeigt

Er enthält so die gesamte sensible Nervenversorgung des Augapfels (ohne die Conjunctiva) und die motorische Versorgung seiner wesentlichen Muskeln. Der Raum schließt auch den Nervus abducens ein.

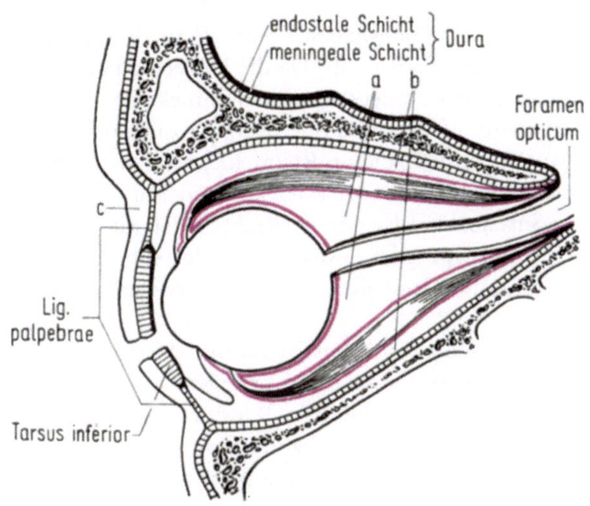

Abb. 54. Vertikaler Schnitt durch die Orbita, der die Fascienschichten zeigt (siehe Text S. 56)

a) innerhalb des Muskelkonus,
b) außerhalb des Muskelkonus,
c) vor dem Ligamentum palpebrae und der Tarsus-Platte.

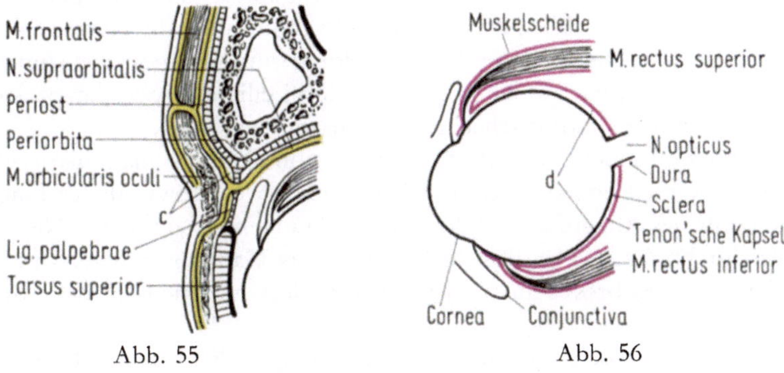

Abb. 55 Abb. 56

Abb. 55. Lage des Nervus supraorbitalis in Schichten (b) und (c)
Abb. 56. Schnitt durch den Augapfel, um die Schicht (d) zu zeigen

b) *Außerhalb des Muskelkonus, aber innerhalb der Periorbita.* Dieser Raum ist vorn vom Ligamentum palpebrae, von der Fixierung der Conjunctiva an das Augenlid und von der corneoskleralen Verbindung begrenzt. Er enthält die frontalen und lacrimalen Äste des Nervus ophthalmicus und die Nervi trochleares. Die Rami infratrochlearis und ethmoidalis des Nervus nasociliaris treten in diesen Raum ein, indem sie die Wand dieses Konus am oberen Rand des Musculus rectus medialis durchbohren.

c) *Vor der Fascia palpebrae und der Tarsus-Platte.* In diesem engen Raum liegt der Musculus orbicularis oculi. Da die Nerven zu den Lidern als erste in der submusculären Ebene liegen, sollte die Injektion von Lokalanaesthesie-Lösungen tief zum Muskel und oberflächlich zur Tarsus-Platte erfolgen. Außer dem Muskel enthält dieser Raum lockeres, netzförmiges Gewebe und kann deshalb leicht von Blut oder anderen Flüssigkeiten ausgedehnt werden. In der Supraorbital-Region verflechten sich die Fasern der Musculi orbicularis oculi und frontalis: deshalb steht der submusculäre Raum des Oberlides in Verbindung mit der subaponeurotischen Schicht der Kopfschwarte.

d) *Zwischen der Scheide des Augapfels und der Sklera.* Eine feine Kanüle kann durch die Conjunctiva und Tenon'sche Kapsel bis unmittelbar hinter ihre Fixierung an den corneoskleralen Rand vorgeschoben werden. Hier injizierte Lokalanaesthesie-Lösung bahnt sich einen Weg rund um den episkleralen Raum und anaesthesiert die Nervi ciliares longi und breves, wo sie ihn posterior kreuzen, um in den Augapfel einzutreten.

e) *Zwischen Periorbita und Knochen.* Hier injizierte Flüssigkeit bleibt lokalisiert. Das geschieht dann, wenn die Kanüle versehentlich tief zum Periost bei der Blockade des Nervus ethmoidalis anterior eingeführt wurde.

Die nervöse Versorgung des Augapfels

Die nervöse Versorgung aller Anteile des Augapfels (ausgenommen die Conjunctiva, aber einschließlich der Cornea) verläuft über die Nervi ciliares longi und breves. Die zwei Nervi ciliares longi sind fast ganz aus somatischen sensorischen, die zwölf bis zwanzig Nervi ciliares breves hauptsächlich aus autonomen motorischen Fasern zusammengesetzt.

Die *somatisch sensorischen* Fasern werden vom Nervus nasociliaris abgegeben. Die meisten von diesen ziehen in die zwei Nervi ciliares longi, die die Hülle des Augapfels und die Sklera im kurzen Abstand vom Nervus opticus durchbohren. Der Rest zieht durch das Ganglion ciliare, tritt in den Nervi ciliares breves aus und näher am Nervus opticus in den Augapfel.

Die *parasympathische* Versorgung zum Augapfel läuft vom Mittelhirn her im Nervus oculomotorius, um den Musculus constrictor pupillae (zirkuläre Fasern der Iris) und den Musculus ciliaris (Akkommodation) zu innervieren. Die praeganglionären Fasern ziehen zum Ganglion ciliare, und die postganglionären Fasern sind die Hauptbestandteile der Nervi ciliares breves. Die Nervi ciliares longi sind Äste des Nervus nasociliaris und haben keinen parasympathischen Anteil.

Die *sympathischen* postganglionären Fasern vom Ganglion cervicale superius laufen im Plexus caroticus internus und verlassen diesen im Sinus cavernosus, um die Orbita zu erreichen. Die meisten der Fasern für den Augapfel selbst ziehen durch die Nervi ciliares breves über das Ganglion ciliare: Aber einige gehen mit dem Nervus nasociliaris und werden von den Rami ciliares longi geführt. Diese sympathischen Fasern versorgen den Musculus dilatator pupillae (radiäre Fasern der Iris) und wirken vasoconstrictorisch.

Die *Conjunctiva* wird von verschiedenen terminalen Ästen des Nervus ophthalmicus und Nervus maxillaris des Nervus trigeminus versorgt (S. 2, 3, 4, 6 und 12).

Die *äußeren Muskeln* des Auges werden vom III., IV. und VI. Hirnnerven innerviert: Der IV. versorgt den Musculus obliquus superior, der VI. den Musculus rectus lateralis, während der III. die restlichen Muskeln, einschließlich des Musculus levator palpebrae superioris innerviert – einige Fasern dieses letzten Muskels sind nicht quergestreift und werden deshalb vom Sympathicus versorgt (Horner'sches Syndrom siehe S. 121). Die Versorgung des Musculus orbicularis oculi erfolgt durch den Nervus facialis.

Die Blutversorgung

Die Arteria ophthalmica tritt in das Foramen opticum unterhalb und seitlich des Nervus opticus innerhalb der gemeinsamen Durascheide ein. Wo sie in die Orbita eintritt, durchdringt sie die Scheide und gibt Äste ab, die ungefähr den Nerven entsprechen. An einem variablen Punkt hinter dem Augapfel gibt sie die Arteria centralis retinae ab, die in den Nervus opticus an seiner unteren Fläche eintritt, die Hüllen durchbohrt und im Zentrum des Nerven nach vorn zieht.

Die zwei Vv. ophthalmicae sind in ihrem Verlaufe irregulärer als die Arterie, aber gewöhnlich münden beide in den Sinus cavernosus. Augenfällige Venen am inneren Augenwinkel können bei Infiltration der oberflächlichen Gewebe in dieser Region vermieden werden. Die genaue Lage der Venen, die an der medialen Wand der Orbita nach rückwärts laufen, kann nicht vorausgesagt werden. Sie können bei der Blockade des Nervus ethmoidalis anterior verletzt werden. Das resultierende Haematom liegt hinter der Fascia palpebralis und ruft eine Proptosis hervor (siehe oben, Spatium b). Andererseits bedingt eine Verletzung einer Vene vor der Fascie ein „blaues Auge".

Literatur

[1] MACINTOSH, R. R.: Lumbalpunktion und Spinalanalgesie. Neue deutsche Übersetzung in Vorbereitung.

Kapitel VIII

Die Nasenhöhle und Nasennebenhöhlen

Die Nasenhöhle ist durch das Septum in zwei Höhlen geteilt. Bei der Betrachtung von vorn sieht man, daß jede Hälfte eng ist und sich etwas an der Basis verbreitert. Die Zeichnungen der medialen und lateralen Wandungen (Abb. 57 und 58) zeigen, daß der abfallende anteriore Teil des schmalen Daches jeder Höhle vom Os frontale und nasale gebildet wird. Den horizontalen zentralen Abschnitt bildet die Lamina cribrosa und den abfallenden posterioren Teil der Körper des Os sphenoidale, der den Sinus sphenoidalis enthält. Der Boden liegt praktisch horizontal. Das Septum und die laterale Wand werden von Knochen gebildet außer ihrer antero-inferioren Teile, die knorpelig sind. Die flachen Knochenplatten und der Knorpel, die das Septum bilden, sind oft leicht gebuckelt, und bei einigen Menschen ist die Deviation so stark, daß eine Seite der Nasenhöhle verschlossen ist. Die laterale Wand ist durch die drei Conchae unregelmäßig geformt – geschwungene Knochenvorsprünge, die von einem reich vascularisierten Schleimhaut-Periost-Überzug bedeckt sind. Die *Conchae* liegen horizontal und wirken als Verteiler für den Luftstrom, indem sie ihn in verschiedene Kanäle leiten. Die Concha nasalis inferior dehnt sich fast über die ganze Länge der Nasenhöhle aus. Die Concha nasalis media wölbt sich stärker in die Nasenhöhle vor, dehnt sich aber nicht so weit nach vorn aus. Die kleine, kurze Concha nasalis superior liegt über der posterioren Hälfte der Concha nasalis media. Jeder der drei Meatus – nasi inferior, medius und superior – wird von der gleichnamigen Concha überdeckt.

Öffnungen in der lateralen Wand

Der *Ductus nasolacrimalis* führt in den Meatus nasi inferior unmittelbar unter dem anterioren Ende der Concha nasalis inferior (Abb. 59). Im Meatus nasi medius finden sich die *Ostien* der Ausführungsgänge der Sinus frontalis, maxillaris und der anterioren und medialen Cellulae ethmoidales. Die Cellulae ethmoidales posteriores werden in den Meatus nasi superior abgeleitet, und der Sinus sphenoidalis öffnet sich durch den abfallenden posterioren Teil des Nasendaches in den Recessus spheno-ethmoidalis, der über und hinter dem posterioren Abschnitt der Concha nasalis superior liegt. Die Nasenhöhle kommuniziert mit der Fossa pterygopalatina durch das *Foramen sphenopalatinum*, das am posterioren Ende des Meatus nasi

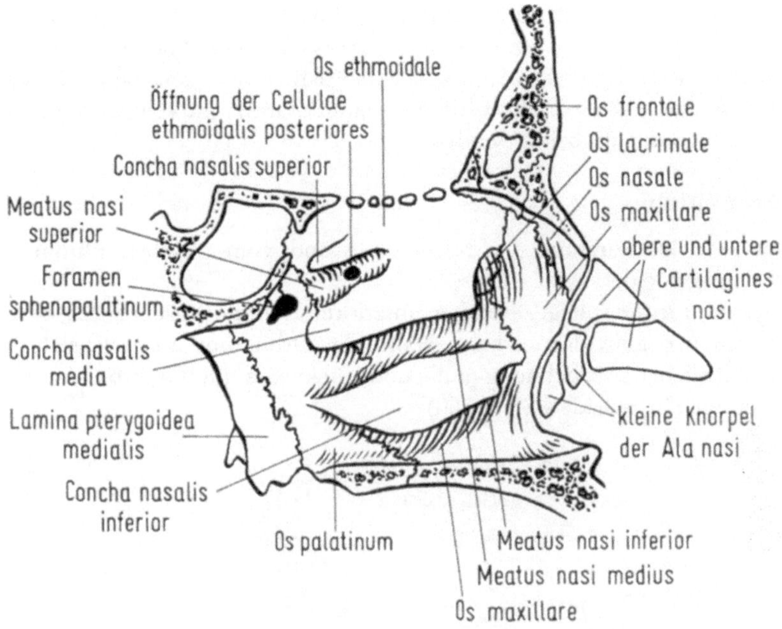

Abb. 57. Knochen und Knorpel der lateralen Wand der Nasenhöhle

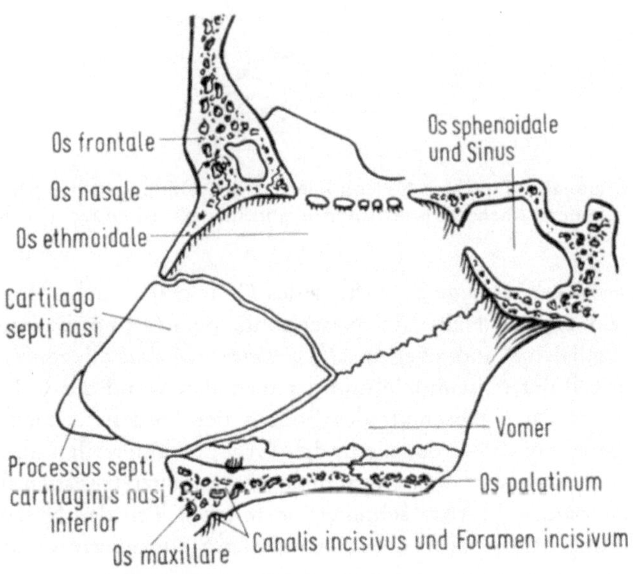

Abb. 58. Knochen und Knorpel, die das Septum nasi bilden

superior teilweise von Schleimhaut der Concha nasalis media verdeckt liegt. Viele der Nerven und Gefäße, die die Nase versorgen, ziehen durch dieses Foramen oder dicht daran vorbei, so daß sie von Lokalanaesthesie-Lösungen oder -Pasten erfaßt werden, die am Foramen und seiner unmittelbaren Umgebung appliziert werden.

Nebenhöhlen

Dieses sind Nebenräume der Nasenhöhle und vom gleichen Flimmer-Epithel ausgekleidet.

Der *Sinus frontalis* liegt über dem anterioren Teil des Nasendaches, dem anterioren Abschnitt der medialen Hälfte der Orbita und erstreckt sich in unterschiedlicher Ausdehnung auf- und rückwärts im Os frontale des knöchernen Hirnschädels (Abb. 60).

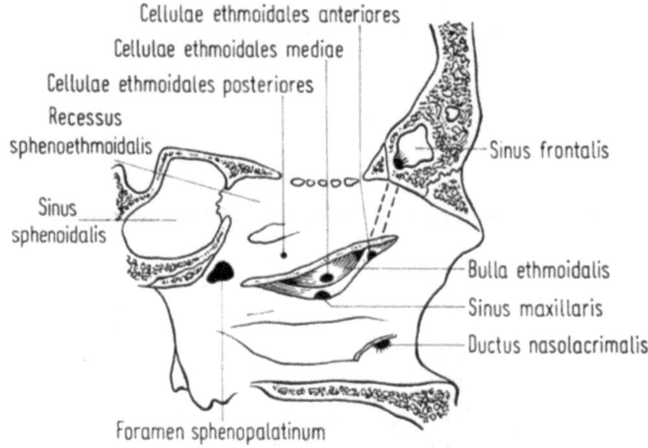

Abb. 59. Die laterale Wand der Nasenhöhle mit den Öffnungen der paranasalen Sinus. Teile der Conchae nasalis inferior und media sind entfernt worden

Der *Sinus maxillaris* liegt im Körper des Os maxillare unter der Orbita und lateral zur unteren Hälfte der Nasenhöhle. Sein Ostium ist im oberen Teil seiner medialen Wand gelegen. Die *Cellulae ethmoidales* liegen zwischen dem oberen Teil der Nasenhöhle und der medialen Wand der Orbita und werden vom medialen Abschnitt des Bodens der vorderen Schädelgrube überdeckt. Gewöhnlich werden sie in drei Gruppen unterteilt – anteriores, mediales und posteriores – die wenigsten durch drei separate Ostien ableiten. Der *Sinus sphenoidalis* liegt im schrägen posterioren Teil des Nasendaches und hat die Fossa hypophyseos über sich und den Sinus cavernosus an seiner lateralen Seite. (Der Sinus sphenoidalis der einen Seite ist vom anderen durch ein Septum getrennt, das selten in der Mittellinie liegt.)

Die Nervenversorgung der Nase

Die übliche sensible Versorgung der Nasenhöhle erfolgt durch den *Nervus trigeminus* hauptsächlich über den *Nervus maxillaris*. Ein kleiner Anteil geht über den *Nervus ophthalmicus*. Über die Verteilung dieser Nerven zur Nase

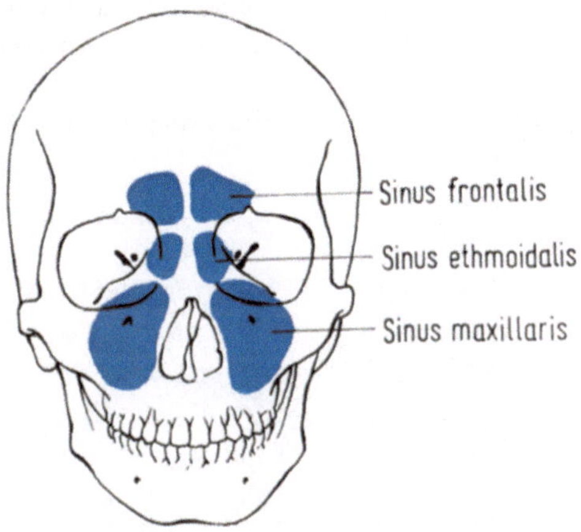

Abb. 60. Lage der Sinus frontalis, ethmoidalis und maxillaris im Schädel. Frontansicht

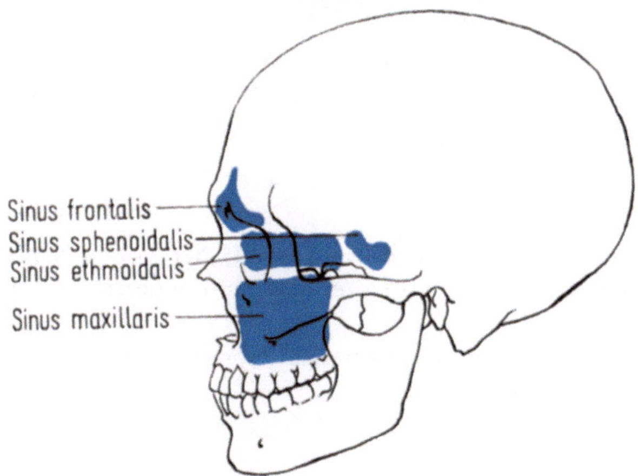

Abb. 61. Lage der Sinus frontalis, ethmoidalis, sphenoidalis und maxillaris im Schädel. Seitenansicht

siehe Abb. 62 und 63. Die Regio olfactoria tunicae mucosae nasi, die das obere Drittel des Septum nasi und die Concha nasalis superior bedeckt, wird von den Nervi olfactorii, etwa zwanzig an der Zahl, die nach oben durch die Lamina cribrosa ziehen, versorgt.

Nervus maxillaris – Äste durch das Ganglion pterygopalatinum

1. Der Nervus pterygopalatinus longus versorgt das Septum außer dem anterioren Teil (Nervus ethmoidalis anterior) und dem posterioren oberen Abschnitt (Rami pterygopalatini breves).

2. Die Nervi pterygopalatini breves versorgen das Gebiet der Conchae nasales superiores und mediae und den postero-superioren Anteil des Septums.

3. Die Rami nasales des Nervus palatinus major innervieren das Gebiet der Concha nasalis inferior.

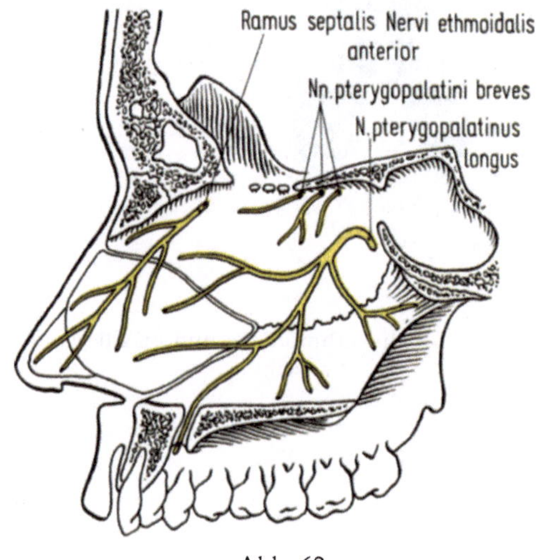

Abb. 62

Nervus maxillaris – andere Äste

1. Der Nervus dentalis anterior superior, der vom Hauptstamm im Canalis infraorbitalis entspringt, gibt Äste zum anderen Teil des Nasenbodens ab.

2. Die terminalen Äste des Nervus infraorbitalis versorgen das Vestibulum und die Pars columella labialis.

Nervus ophthalmicus

Der Ramus ethmoidalis anterior des Nervus nasociliaris versorgt den anterioren Teil des Septums und einen entsprechenden Bezirk der lateralen Wand. Sein Ast zum Septum innerviert den distalen Anteil der Columella und die Nasenspitze, wo er die lateralen Äste des gleichen Nerven trifft. Dieser laterale Ast verläßt die Nase zwischen dem Os nasale und dem oberen Knorpel und wird zum Nervus nasalis externus. Er versorgt die Haut der lateralen Seite der Nase, einschließlich der Alae.

Die nervöse Versorgung der Nasennebenhöhlen

Der *Sinus maxillaris wird vollständig vom Nervus maxillaris versorgt.* Das Dach wird vom Nervus infraorbitalis innerviert; die mediale Wand von den Nervi pterygopalatini breves und den Rami nasales des Nervus palatinus

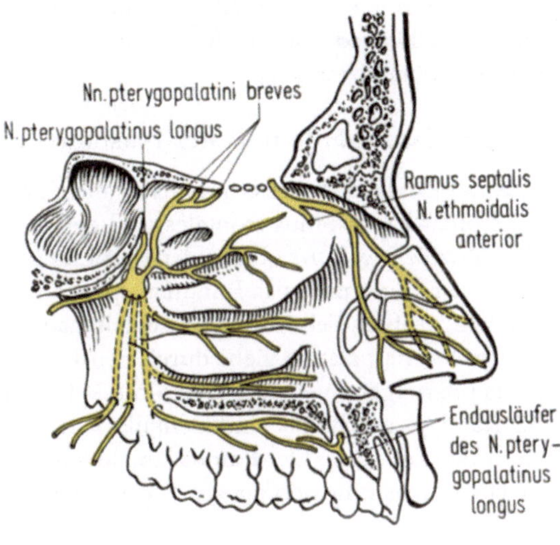

Abb. 63

Abb. 62 und 63. Verteilung der sensiblen Nervenversorgung in der Nase. Die Nasenhöhle ist in einer anterior-posterioren Ebene eröffnet, um ihre mediale und laterale Wand darzustellen. Siehe auch Abb. 9, 10, 14 und 15.

Die Abbildung auf der rechten Seite zeigt den Nervus ethmoidalis anterior beim Eintritt am Nasendach, wo er sich sofort teilt. Die Aufteilung seines lateralen Astes innerhalb und außerhalb der Nase ist angedeutet. Der mediale (septale) Ast ist im Schnitt zu sehen, und in Abb. 62 kann seine Fortsetzung am Septum verfolgt werden.

Die Äste des Nervus maxillaris sind beim Eintritt in die Nase durch das Foramen sphenopalatinum zu sehen. Der Nervus pterygopalatinus longus wird im Schnitt, kurz bevor er im Bogen medial über das Nasendach zieht, gezeigt: seine Fortsetzung und Äste zum Septum, einschließlich des terminalen, der in den Canalis incisivus eintritt, um das palatinale Mucoperiost im Schneidezahnbereich zu erreichen, kann auf Abb. 62 verfolgt werden.

Die Nervi pterygopalatini breves sind zu sehen, wie sie die Schleimhaut des oberen Teiles der lateralen Wand versorgen und die kleinen Äste, bestimmt für den entsprechenden Teil der medialen Wand, werden im Schnitt gezeigt; die Verteilung des letzteren kann in Abb. 62 verfolgt werden.

Den pharyngealen Ast sieht man rückwärts zum Nasopharynx laufen.

Die unterbrochenen Linien deuten den Verlauf der absteigenden Nervi palatini (major und minor) in ihren Kanälen in der lateralen Wand der Nasenhöhle an. Ihre Äste verteilen sich auf die untere Hälfte der lateralen Wand der Nase und zum harten und weichen Gaumen.

major; der Boden vom Nervus palatinus major selbst; und die posteriore, laterale und anteriore Wand von den drei Nervi dentales superiores.

Die übrigen Nasennebenhöhlen werden vom Nervus ophthalmicus versorgt. Der Sinus sphenoidalis und die Cellulae ethmoidales posteriores werden vom Nervus ethmoidalis posterior des Nervus nasociliaris innerviert; die Cellulae ethmoidales anteriores und mediae vom Nervus ethmoidalis anterior. Der Sinus frontalis wird von der Rami supraorbitalis und supratrochlearis des Nervus frontalis versorgt.

Blutversorgung der Nasenhöhle und der Nasennebenhöhlen

Die *Arteria ophthalmica* gibt die Arteriae ethmoidales anterior und posterior zu den Cellulae ethmoidales und Sinus frontales und dem oberen Teil der Nasenhöhle ab. Die *Arteria maxillaris* gibt in der Fossa pterygopalatina die Arteria sphenopalatina ab, die durch das Foramen sphenopalatinum in die Nase eintritt, um einen großen Teil der Nasenschleimhaut zu versorgen; der terminale Ast der Arteria palatina zieht durch den Canalis incisivus in die Nase; der Ramus pharyngeus versorgt den Sinus sphenoidalis und den Nasopharynx; die Rami infraorbitalis und dentalis versorgen den Sinus maxillaris und den Boden der Nase. Der Ramus labialis superior der *Arteria facialis* tritt zur reichen Anastomosierung am Septum der Nase hinzu.

Kapitel IX

Der Mund

Zähne

Jeder Zahn besteht aus einer Krone, die sich unter das Zahnfleisch erstreckt, einem Hals und einer Wurzel oder Wurzeln – jede in eine separate Alveole eingebettet. Die oberen Molaren haben drei Wurzeln, die unteren Molaren zwei, die Praemolaren zwei oder eine und die Schneide- und Eck-

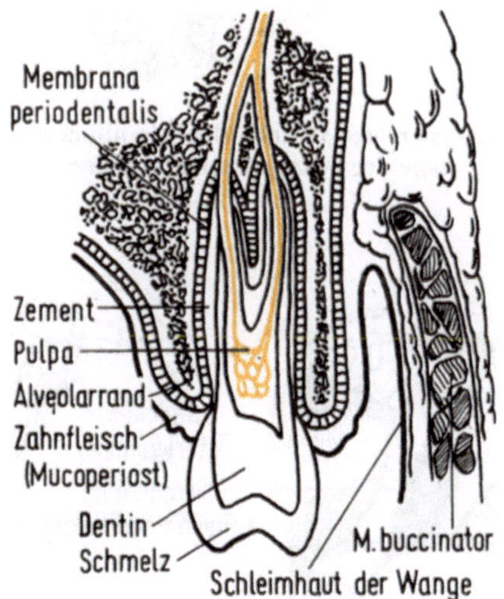

Abb. 64. Querschnitt des Alveolarrandes des Os maxillare mit einem prämolaren Zahn *in situ*

zähne nur eine Wurzel. Ein Nerv und Gefäße treten durch ein Foramen in die Apex jeder Wurzel ein und bilden zusammen mit ihrem verbindenden Stützgewebe die Pulpa. Diese und das umgebende Dentin stellen die Hauptmasse des Zahnes dar. Die Krone ist mit einer dünnen Lage Schmelz überzogen. Die Wurzeln sind von Zement bedeckt, der eine Lage modifizierten Knochens darstellt, fest verbunden mit dem die Alveole auskleidenden Periost, der Membrana periodentalis. Diese Membran ist ihrerseits mit dem unterliegenden Knochen der Alveole verbunden.

Zahnfleisch

Das Zahnfleisch wird von Mucoperiost gebildet, das den Zahnhals wie ein Kragen umgibt. Hier grenzt die Schleimhaut an den Schmelz, während sich die tiefere Periostschicht in der Membrana periodentalis fortsetzt.

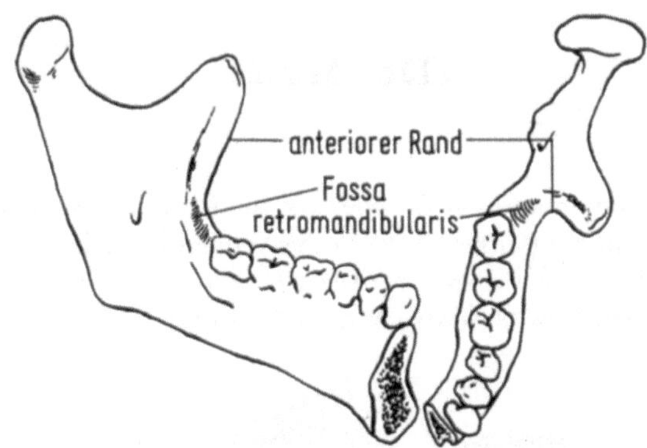

Abb. 65. Mediale und superiore Ansicht der Mandibula unter Darstellung der Lage der Fossa retromandibularis

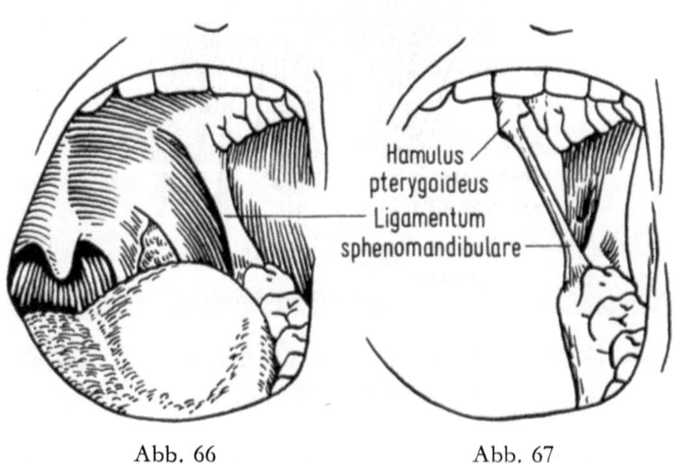

Abb. 66 Abb. 67

Abb. 66. Die Falte, die vom Ligamentum sphenomandibulare aufgeworfen wird, liegt unmittelbar lateral zum vorderen Gaumenbogen. Sie kann selten so deutlich wie in der Zeichnung gesehen werden, ist aber immer palpabel

Abb. 67. Das Ligamentum sphenomandibulare läuft vom Hamulus der Lamina pterygoidea medialis abwärts, vorwärts und lateral zur Mandibula postero-medial zum 3. Molaren. Lateral zur Befestigung des Ligamentes, aber getrennt durch Fasern des Musculus buccinator (siehe Abb. 68) liegt die Fossa retromandibularis

Die Schleimhaut

Die Schleimhaut des ganzen Mundes ist von geschichtetem Plattenepithel bedeckt. Bei seinem geringen Keratingehalt ist die lokale Anwendung einer geeigneten Lokalanaesthesie-Lösung wirksam. Wird eine submucöse Injektion gegeben, so ist das in den weichen Geweben des Mundes (Wangen, Mundboden, weicher Gaumen) ohne Schwierigkeit möglich und wird relativ schmerzlos empfunden, da es sich hier um eine lockere Schleimhautlage handelt, in der sich Flüssigkeit leicht ausbreitet. Über dem Zahnfleisch und dem harten Gaumen dagegen ist die Schleimhaut fest am Periost adhärent. Eine Injektion ist hier schwieriger und schmerzhafter.

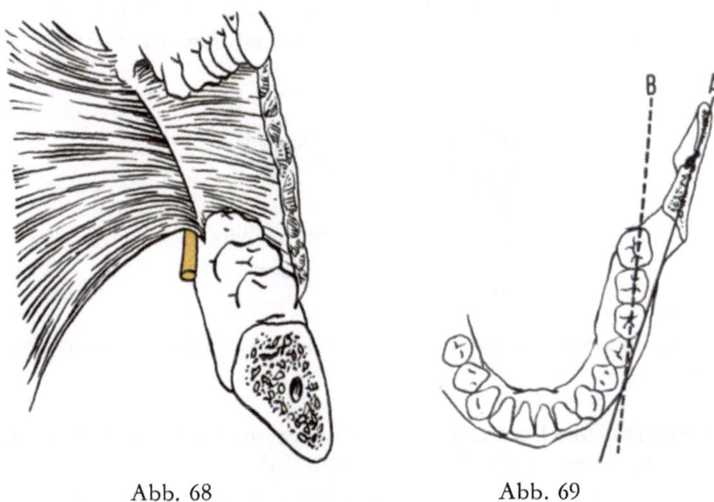

Abb. 68 Abb. 69

Abb. 68. Posterior gibt das Ligamentum sphenomandibulare (Raphe) Anheftung zu Fasern des Musculus constrictor pharyngis superior, anterior zu den Fasern des Musculus buccinator. Der Nervus lingualis tritt in den Mundboden unter der unteren Grenze des Musculus constrictor pharyngis superior unmittelbar medial zur Fixation des Ligamentes zur Mandibula ein

Abb. 69. Die vertikale Ebene des Ramus mandibulae entspricht nicht der Linie der Molaren. Das muß man berücksichtigen, wenn der Nervus dentalis inferior im Bereich seines Foramen blockiert werden soll (Abb. 127)

Knochenpunkte

Der vordere Rand des Ramus mandibulae kann hinter und seitlich des dritten Molaren palpiert werden. Medial zu diesem Rand fühlt man eine dreieckige knöcherne Mulde, die Fossa retromandibularis, die trotz ihres Namens nicht direkt hinter, sondern posterolateral zu den Molaren liegt.

Das Ligamentum sphenomandibulare ist unmittelbar hinter dem dritten Molaren befestigt (Abb. 67).

Es ist immer palpabel und gewöhnlich als eine Falte zu sehen, die aufwärts, medial und leicht rückwärts und lateral zum vorderen Gaumenbogen zieht. Die Fläche des Ramus mandibulae liegt nicht anteroposterior: ihre Innenseite ist leicht rückwärts gerichtet (Abb. 69). Dieser Punkt ist von beträchtlichen praktischen Wert bei der Blockade des Nervus dentalis inferior an seiner Eintrittspforte in das Foramen mandibulae. Dieses Foramen liegt im Zentrum der inneren Aufsicht des Ramus mandibulae – ungefähr 2 cm hinter dem unteren dritten Molaren in Höhe seiner Occlusionsfläche.

Das Foramen mentale liegt an der Außenfläche der Mandibula gegenüber dem Zwischenraum der zwei Prämolaren, 1,5 cm unterhalb des Alveolarrandes bei Patienten mit Zähnen (Abb. 70). Beim zahnlosen Patienten bringt die Resorption den Alveolarrand wesentlich näher zum Foramen.

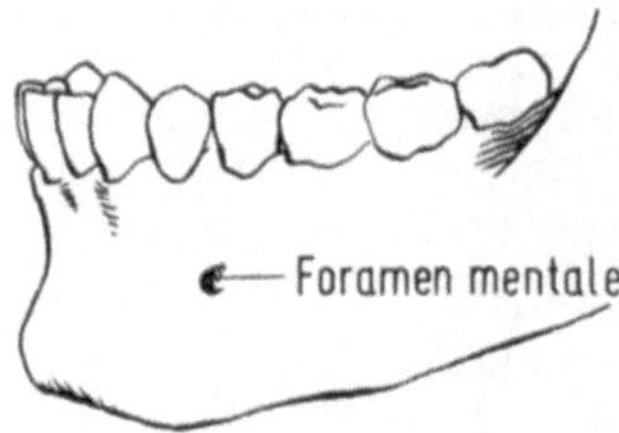

Abb. 70. Das Foramen mentale liegt unter der Lücke zwischen den zwei unteren Praemolaren

Das eine mediane Foramen incisivum liegt im harten Gaumen, unmittelbar hinter den ersten Schneidezähnen (Abb. 71).

Vier kleine Kanäle, die die terminalen Äste des Nervus pterygopalatinus longus jeder Seite und die entsprechenden Gefäße leiten, sind der Eingang zu ihm. Das Foramen palatinum major liegt am lateralen Rand des harten Gaumens in einer Linie mit dem dritten Molaren. Dicht dahinter liegen die Foramina palatini minores.

Nervöse Versorgung

Der Mund bis zum vorderen Gaumenbogen der Tonsillen, einschließlich des harten und weichen Gaumens, der Zähne und der anterioren zwei Drittel der Zunge werden vom Nervus maxillaris und mandibularis des Nervus trigeminus versorgt.

Die Zähne und der Alveolarrand des Oberkiefers werden von den Nervi dentales posteriores, medii und superiores, die zu den Molaren, Praemolaren, Eck- und Schneidezähnen entsprechend verteilt werden, versorgt. Die Innervation der unteren Zähne und des Alveolarrandes erfolgt durch den Nervus dentalis inferior.

In der Molar-Region beider Kiefer wird die Schleimhaut der Wange und der buccalen Falten vom Ramus buccalis des Nervus mandibularis versorgt und *er innerviert auch die buccale Seite des Zahnfleisches der unteren Molaren.* Die buccale Seite des Zahnfleisches der oberen Molaren wird von den Nervi dentales superiores posteriores versorgt. Weiter nach vorn wird die Schleimhaut der Wange und Lippen zusammen mit dem entsprechenden Zahnfleisch des Ober- und Unterkiefers vom Nervus infraorbitalis bzw. mentalis innerviert. Das Mucoperiost des harten Gaumens und angrenzenden Zahnfleisches wird vom Nervus palatinus major nach vorn bis zur

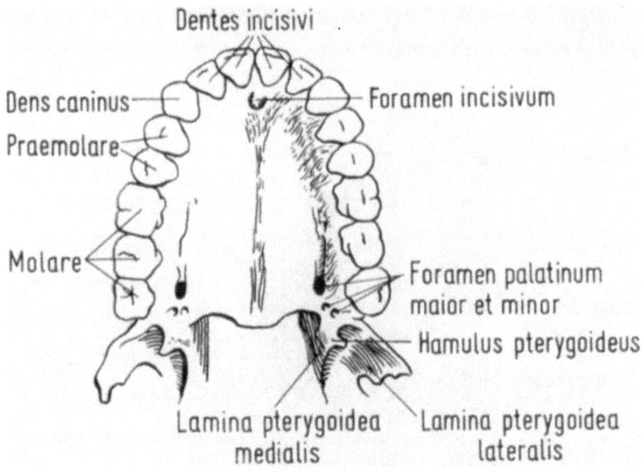

Abb. 71. Der harte Gaumen mit Darstellung der Lage der Foramina palatina in Beziehung zu den Zähnen

Schneidezahnregion versorgt, die vom terminalen Ast des Nervus pterygopalatinus longus übernommen wird. Die Schleimhaut der anterioren zwei Drittel der Zunge, der Mundboden und die linguale Seite des Zahnfleisches des Unterkiefers werden alle vom Nervus lingualis innerviert.

Obwohl die obige Beschreibung der Innervation der Zähne und des Zahnfleisches für die meisten Menschen gilt, wurden gelegentlich Variationen demonstriert: ein Nerv, der das Zahnfleisch versorgt, kann ebenso zur nervösen Versorgung der Zähne beitragen, z. B., die Nervi buccalis und lingualis [1].

Literatur

[1] Stewart, D.: J. Anat. **63**, 167 (1929).

Kapitel X

Die Tonsille

Jede Tonsille liegt auf dem Musculus constrictor pharyngis superior in einem dreieckigen Recessus, der vorn und hinten vom Arcus palatoglossus bzw. palatopharyngeus und unten von der Zunge begrenzt wird. Der tiefe

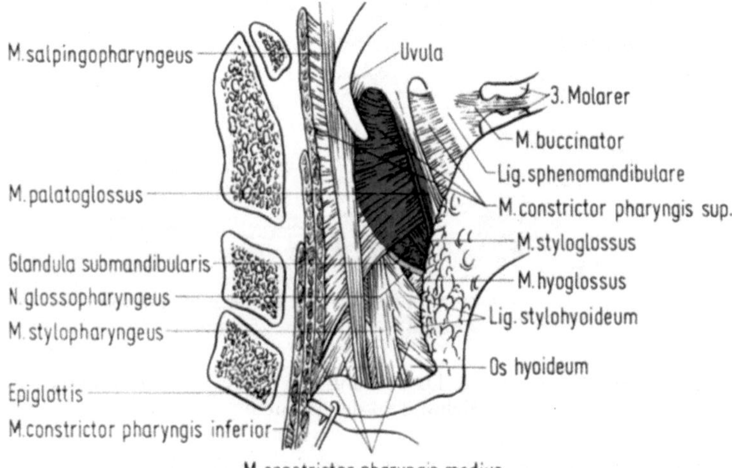

Abb. 72*. Präparat zur Darstellung der Muskeln der Tonsillarregion

Teil der Tonsille ist ausgedehnter als die Oberflächen-Ansicht vermuten läßt, da sie sich nach vorn unter den anterioren Bogen, aufwärts in den weichen Gaumen und abwärts mit dem Musculus palatoglossus in die Zunge erstreckt. Der tiefe Abschnitt ist von einer Kapsel bedeckt, die von einer Verdickung der pharyngealen Aponeurose gebildet wird – ein fibröser Überzug, der die Schleimhaut von der Muskulatur trennt. Beim Fehlen von entzündlichen Veränderungen gibt es eine Trennungslinie zwischen tonsillärer Kapsel und darunterliegendem Muskel. Auf der freien Oberfläche der Tonsille finden sich die Öffnungen der Krypten, von denen viele sogar bis zur tiefen Fläche penetrieren.

* Zeichnung nach einem Präparat des anatomischen Museums des Middlesex Hospital, mit Erlaubnis von Prof. E. W. Walls.

Der Ramus tonsillaris der Arteria facialis durchbohrt den Musculus constrictor pharyngis superior und tritt in den unteren Pol der Tonsille ein. Die peritonsilläre Vene zieht vom weichen Gaumen herab zum tiefen Abschnitt der Tonsille, bevor sie den Musculus constrictor pharyngis superior

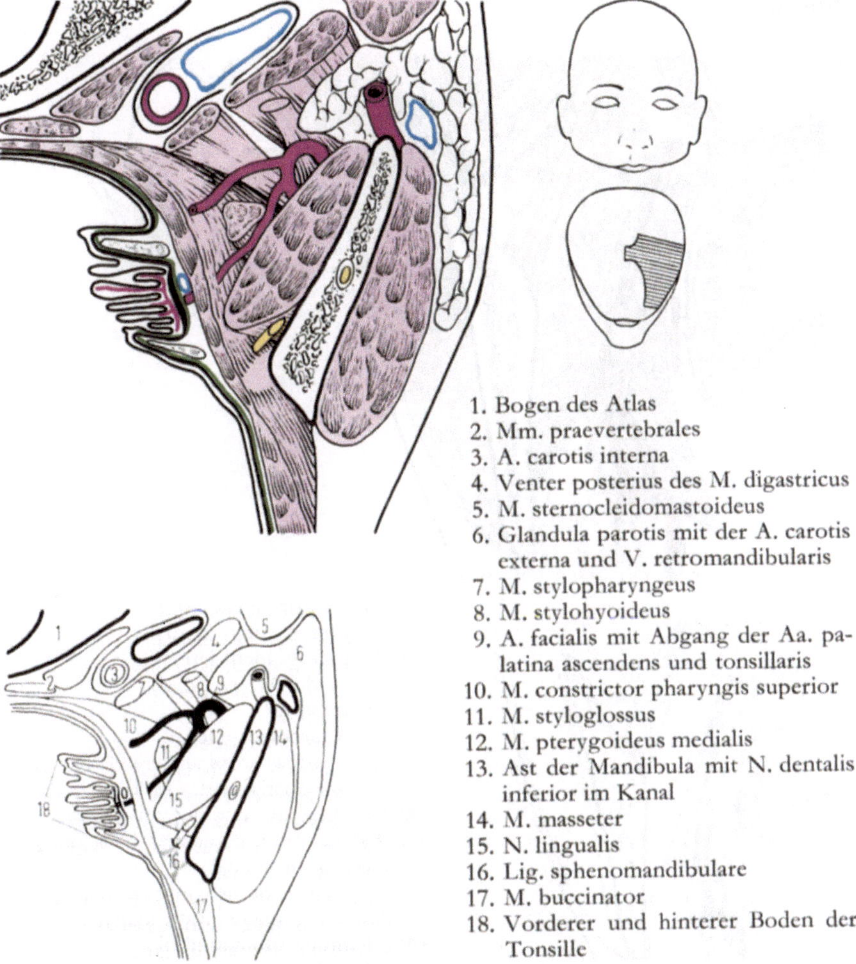

Abb. 73. Horizontaler Schnitt in Höhe der Tonsille

durchbohrt, um sich mit dem Plexus venosus pharyngis zu verbinden. Dieser Muskel trennt den unteren Teil der Tonsille vom Bogen der Arteria facialis und ihrem aufsteigenden Ramus palatinus; noch weiter lateral, unter dem Musculus pterygoideus medialis, befinden sich die Nervi lingualis und dentalis inferior. Die Arteria carotis interna liegt 2,5 cm entfernt – direkt hinter der Tonsille.

Nervöse Versorgung

1. Der Nervus glossopharyngeus über den Plexus pharyngeus;
2. die Nervi palatini minores des Nervus maxillaris des Trigeminus;
3. Äste vom Nervus lingualis, die das Gebiet des unteren Poles versorgen.

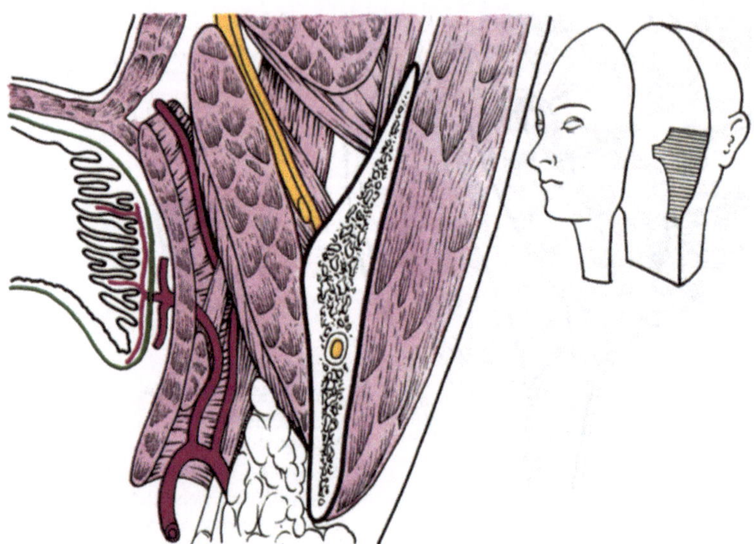

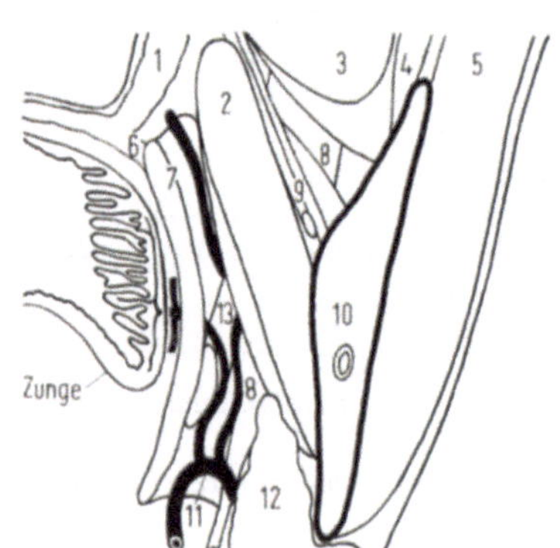

1. M. levator veli palatini
2. M. pterygoideus medialis
3. M. pterygoideus lateralis
4. Sehne des M. temporalis
5. M. masseter
6. M. palatopharyngeus
7. M. constrictor pharyngis superior
8. Venter posterius des M. digastricus
9. Nn. lingualis und dentalis inferior
10. Ast der Mandibula mit N. dentalis inferior im Kanal
11. A. facialis mit Abgang der Aa. palatina ascendens und tonsillaris
12. Glandula submandibularis
13. M. styloglossus

Abb. 74. Querschnitt durch die Fossa tonsillaris

Wegen der verschiedenen Quellen der nervösen Versorgung ist die lokale Infiltration um die Tonsille eine viel praktischere und zuverlässigere Methode der Analgesie für eine Tonsillektomie als die spezielle Blockade der Hauptnerven.

Kapitel XI

Allgemeine Überlegungen

Medikamente

Sowohl Lignocain (Xylocain) wie auch Prilocain (Xylonest) und Mepivacain (Scandicain) sind ausgezeichnete Mittel für die örtliche Betäubung. Sie wirken rasch und sind verhältnismäßig wenig toxisch. Sie können in einer Konzentration von 0,5% für Infiltrations-Analgesien und 1% für Blockaden von Nervenstämmen angewendet werden, wobei einem einigermaßen gesunden Erwachsenen bis zu $^1/_2$ g verabreicht werden dürfen. Für die Dosierung bei anderen Lokalanaesthetica wird der Leser auf Begleitschriften verwiesen [1, 2, 3].

Adrenalin ist ein wertvoller Zusatz. Die dadurch resultierende Vasoconstriction verzögert die Resorption des Lokalanaestheticums. Es verlängert so die Analgesie und vermindert gleichzeitig die Gefahr toxischer Reaktionen infolge rascher Resorption des Lokalanaestheticums in den Blutstrom. Adrenalin muß jedoch mit Umsicht angewendet werden, da es im Überschuß gefährlich wird. Es ist bis zu einer Verdünnung von 1:500000 wirksam, und es wird nichts durch Erhöhung der Konzentration über 1:100000 hinweg erreicht. Unter keinen Umständen sollte eine Gesamtmenge von 0,5 ml von 1:1000 überschritten werden. In der Praxis fügen wir den Inhalt der kleinen Ampulle mit dieser Menge dem Lokalanaestheticum bei, vorausgesetzt, daß das Volumen nicht kleiner als 50 ml ist. Einige Lokalanaesthetica kommen schon mit Adrenalin-Zusatz in den Handel; ihre Adrenalin-Konzentration ist fast immer so stark, daß große Mengen nicht ohne Gefahr injiziert werden können. Zum Beispiel sind 50 ml die Maximal-Dosis einer Adrenalin-Lösung 1:100000. Ist ein größeres Volumen erforderlich, dann muß die Original-Lösung entsprechend verdünnt werden.

Gefahren

Die Gefahren der Lokalanaesthesie bei den hier dargestellten Blockaden sind die intravasale und subarachnoidale Injektion und der Pneumothorax.

Intravasale Injektion. Mit Absicht sind in vielen der Abbildungen die Gefäße weggelassen worden. Es wäre sonst nicht möglich gewesen, die Beziehungen der Nerven zu den anderen Geweben zu zeigen. Selbst eine subtile Kenntnis der topographischen Anatomie bietet keine Garantie dafür, daß nicht ein Gefäß durchstochen wird. Es gibt keinen Schutz gegen diesen Vorfall; aber man kann sich gegen eine intravasale Injektion, die eine potentielle Gefahr bedeutet,einfach durch praeliminare Aspiration sichern, wenn 2 ml oder mehr einer Lösung an irgendeine Stelle injiziert werden sollen.

Subarachnoidale Injektion. Darüber ist als Gefahr bei der Injektion des Plexus cervicalis berichtet worden [4]. Die Spitze der Kanüle kann nahe dem Processus transversus innerhalb der Nervenscheide liegen und sich so ein Teil der injizierten Flüssigkeit nach medial innerhalb der Dura ausbreiten. Paraesthesien im Verteilungsbezirk des Nervus cervicalis sollten eine Warnung sein. Tritt – was außerordentlich selten ist – ein Atemstillstand ein, dann muß so lange künstlich beatmet werden, bis die Wirkung des Lokalanaestheticums verschwunden ist.

Pneumothorax. Diese Komplikation kann bei einigen Techniken der Blockade des Ganglion stellatum eintreten. Das ist aber außerordentlich unwahrscheinlich, wenn die auf S. 119 gegebenen Anweisungen befolgt werden.

Technik

Benutze eine dünne, scharfe Kanüle. Ein kurzes Stück Gummischlauch kann durchstochen und in gewünschter Entfernung von der Kanülenspitze gesetzt werden. Das dient als maximale Tiefenmarke, bis zu der die Kanüle bei jeder einzelnen Injektion eingestochen werden darf. So wird zum Beispiel die Marke bei der Blockade des Nervus vagus (S. 93) beim Durchschnitts-Patienten 4 cm von der Spitze entfernt fixiert. Erreicht die Marke die Haut, so müßte die Spitze der Kanüle unmittelbar jenseits des Nerven liegen. Wird die Kanüle noch weiter vorgeschoben, so kann sie in den Pharynx eindringen. Soll der Nervus maxillaris (S. 79) oder der Nervus mandibularis (S. 114) blockiert werden, dann wird die Marke auf 4–5 cm von der Kanülenspitze entfernt plaziert.

Ideal sollte bei jedem Block die Kanüle nur einmal eingestochen werden – bis zur größten beabsichtigten Tiefe – und nun die Injektion beim Zurückziehen erfolgen. Wiederholte Hin- und Herbewegungen, ähnlich denen einer Nähmaschine, müssen vermieden werden. Erweist sich der Winkel, in dem die Kanüle eingestochen wurde, als falsch, dann darf nicht der Versuch gemacht werden, die Spitze seitwärts zu bewegen, da dadurch benachbarte Gewebe zerrissen werden können. Die Kanüle soll fast bis zur Haut zurückgezogen werden, bevor sie erneut vorgeschoben wird.

Literatur

[1] Macintosh, R. R. and R. Bryce-Smith: Local Analgesia: Abdominal Surgery. S. 10. Edinburgh: Livingstone 1953.

Deutsche Auflage in Vorbereitung: Örtliche Betäubung: Abdominal-Chirurgie. Berlin-Heidelberg-New York: Springer 1968.

[2] Macintosh, R. R. und W. W. Mushin: Örtliche Betäubung: Plexus brachialis. S. 11. Berlin-Heidelberg-New York: Springer 1967.

[3] Bromage, P. R.: Spinal Epidural Analgesia. S. 65. Edinburgh: Livingstone 1954.

[4] Moore, Daniel C.: Regional Block. S. 90. Springfield: Thomas 1953.

Kapitel XII

Analgesie für die Chirurgie der Nase und Nebenhöhlen

Cocain wird als Oberflächenanaestheticum der nasalen Schleimhäute für alle Operationen an der Nase und Nasennebenhöhlen angewendet. Das ist für submucöse Septumresektion und Abtragung von Polypen allein ausreichend, aber sie ist unzureichend für Operationen an den Nebenhöhlen, weil dafür als Ergänzung Nervenblockaden und örtliche Infiltration erforderlich sind. Soll der Sinus maxillaris eröffnet werden, dann ist die Blockade des Nervus infraorbitalis erforderlich. Beim oralen Zugang (CALDWELL-LUC) muß zusätzlich der Incisionsbezirk über der Fossa canina zur Haemostase infiltriert werden (Abb. 88). Besteht die Möglichkeit, daß die Cellulae ethmoidales vom Sinus her angegangen werden und auch für eine transnasale Ethmoidektomie, so muß der Nervus ethmoidalis anterior ebenfalls blockiert werden. Die Anaesthesie-Technik für eine äußere Ethmoidektomie ist die gleiche, wie sie für die Dacryocystorhinostomie beschrieben worden ist (S. 108). Man sorgt aber gut vor, auch den Nervus maxillaris zu blockieren, wenn die Möglichkeit besteht, daß der Chirurg den Eingriff in das Gebiet des 2. Astes ausdehnt.

Oberflächen-Anaesthesie für die nasale Schleimhaut

Die Analgesie kann entweder durch Applikation von Cocain-Paste auf die ganze Nasenschleimhaut oder durch Sprayen von Cocain-Lösung auf den oberen Teil der Nasenhöhle erzielt werden.

Cocain-Paste. Wir bevorzugen die Paste mit folgender Zusammensetzung:

Cocain	3,5 g
Thymol	0,07 g
Suprarenin	1,5 g
Paraff. liqu.	—
Paraff. moll.	aa ad 30 cm^3

Ein Teelöffel wird zur Hälfte mit der 25prozentigen Cocain-Paste gefüllt. Diese Gesamtmenge (2 g) darf nicht überschritten werden, da sie schon eine großzügige Einschätzung des Verlustes am Pastenträger und Abfließen aus der Nase einschließt.

Technik. Eine halbe Stunde vor der Operation werden die Nasenhöhlen mit 1 ml einer 5prozentigen Cocain-Lösung auf beide Seiten verteilt gesprayt. Das gibt eine brauchbare Analgesie und Vasoconstriction, trotzdem das Vestibulum, das mit Haut ausgekleidet ist, nicht erfaßt wird. Der Anaesthesist mit Kopfbeleuchtung oder Kopfspiegel und Nasenspeculum ausgerüstet, bringt nun die Paste auf das wattebedeckte Ende einer Jobson-Horne-Sonde. Er muß mit der Form und den Ausdehnungen der Nasenhöhle vertraut sein (S. 58).

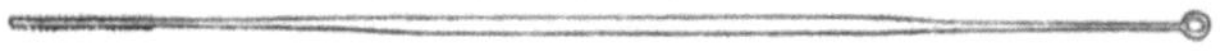

Abb. 75

Er geht schrittweise aufwärts und rückwärts vor, und indem die Schleimhaut schrumpft, werden die Anhaltspunkte deutlicher sichtbar. Die postero-superioren Regionen und Areale, die durch Polypen verdeckt sind, müssen blind gepinselt werden. Um die Gefahr einer Verletzung der unregelmäßigen lateralen Wand zu mindern, wird die Sonde nahe dem Septum eingeführt und die laterale Wand beim Zurückziehen gepinselt. Etwas Paste sollte in den Meatus nasi medius deponiert werden, indem die Sonde sanft aufwärts unter die Concha nasalis media gedrückt und entlang des Meatus zurückgezogen wird. Polypen, verdickte Schleimhaut oder knöcherne Unregelmäßigkeiten können das unmöglich machen. Es spricht viel dafür, die Applikation der Paste (indem man die gleiche Menge benutzt) nach zehn Minuten zu wiederholen, nachdem die Schleimhaut in dieser Zeit abgeschwollen ist. Das gilt besonders für den Fall, wo große Polypen vorliegen. Diese können nach der ersten Applikation auf die Hälfte ihrer Größe schrumpfen und dann einen freien Zugang zu den unterliegenden Arealen erlauben. Eine zweite Applikation ist auch dann nützlich, wenn die Schleimhaut ziemlich normal ist. Die resultierende Abschwellung nach der ersten Applikation ermöglicht oft die Einführung einer Jobson-Horne-Sonde trotz einer groben Septum-Deviation.

Nach gründlicher Pinselung der Schleimhaut werden die mit Paste versehenen Watteträger eingeführt und verbleiben in Kontakt mit der Schleimhaut über den Hauptnerven dort, wo sie in die Nase eintreten. Unter sorgfältiger Vermeidung einer Läsion der Conchae wird der eine Applikator (Abb. 76A) in einem Winkel von ungefähr 20 Grad zum Boden der Nase eingeführt, bis man den Knochen fühlt (in einer Tiefe von 6–7 cm): sein Ende liegt nun dem Foramen sphenopalatinum an. Der zweite Applikator (B) wird entlang der vorderen Grenze der Nasenhöhle eingeführt: das anteriore Ende der Lamina cribriformis wird in einer Tiefe von ungefähr 5 cm erreicht.

Cocain-Lösung. Wir beschränken die Instillation unter Lagerungsdrainage auf die Operation der submucösen Resektion einer Septum-Deviation und auch nur dann, wenn die Schleimhaut praktisch normal ist. Eine pathologische Verdickung der Schleimhaut ist einer Penetration der Lokalanaesthesie-Lösung bis zu den Nervenstämmen hin hinderlich. Die Installation selbst bedingt wenig lokale Mißempfindung, aber die von MOFFET [1, 2] beschriebene Technik erfordert Mitarbeit von seiten des Patienten, um drei unbequeme Kopfhängelagen für je zehn Minuten einzuhalten und erfolgreich von einer Position in die nächste umzuwechseln, ohne daß die Lösung abfließt. Die Modifikation der Technik MOFFET's nach CURTISS [3] ist weniger anstrengend. Wir haben sie weiter geringfügig modifiziert.

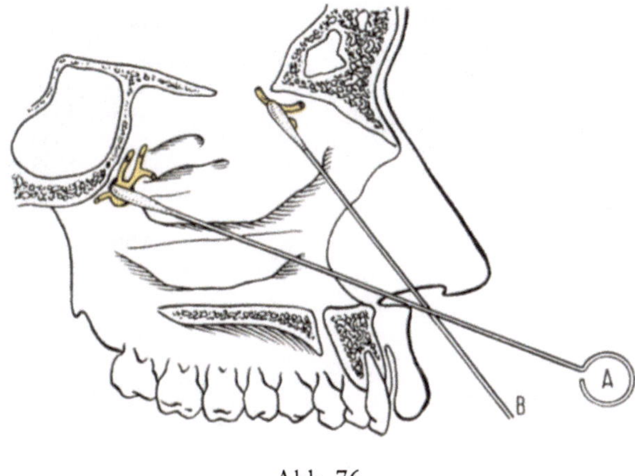

Abb. 76

Technik. Die Schleimhaut wird auf beiden Seiten mit nicht mehr als 1 ml der 5prozentigen Cocainlösung gesprayt. Nun wird der Patient in Rückenlagerung gebracht und ein großes Kissen unter seine Schulter gelegt, um den Hals zu überstrecken, so daß der Kopf überhängt (Abb. 77). Dicke, kurzhalsige Patienten in mittlerem Alter können diese Lagerung nur schwer einhalten. Sie werden schon erheblich belästigt, wenn sie diese Position eine kurze Zeit einnehmen müssen. Es ist vorteilhaft, die Kranken durch die Erklärung zu beruhigen, daß das Völlegefühl im Kopf keine Schädigung bedingt.

Der Patient wird aufgefordert, durch den Mund zu atmen. Die gewinkelte Spezial-Kanüle nach MOFFET (Abb. 80), armiert mit einer 5 ml-Spritze mit 5 prozentiger Cocainlösung wird horizontal am Boden der Nase eingeführt, bis der Winkel der Kanüle an den Nares externi liegt. Die Kanüle wird jetzt gedreht, so daß das Ende, dicht am Septum gehalten, das Dach der Nase erreicht, wo 2,5 ml 5prozentiger Cocain-Lösung instilliert werden. Die Prozedur wird auf der anderen Seite wiederholt. Der Patient verbleibt zehn Minuten in seiner Lage, um eine Analgesie sicher zu erzielen. Danach wird er aufgefordert, seine Nase zuzudrücken, damit keine Lösung zurückgesaugt und geschluckt wird. Während er seinen Kopf immer abwärts hält, wird ihm geholfen, sich in Bauchlage zu drehen, während überschüssige Flüssigkeit aus den anterioren Nares abfließen kann. Fließt Lösung in seinen Rachen zurück, so sollte diese ausgespuckt und nicht geschluckt werden.

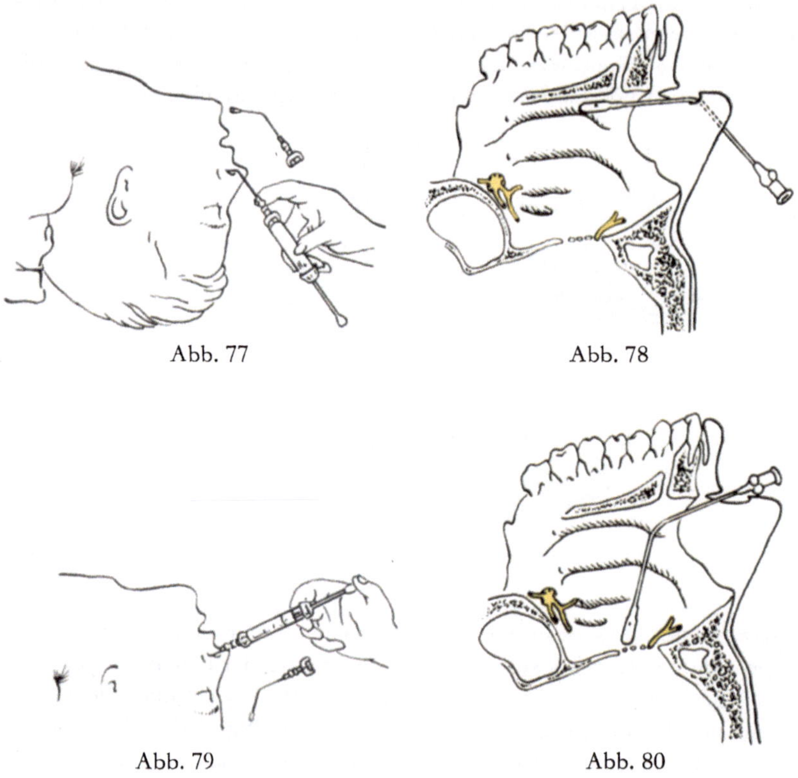

Abb. 77 Abb. 78

Abb. 79 Abb. 80

Das Dach der Nase wird mit Lokalanaesthesie-Lösung, die die Schleimhaut durchdringt, überflutet gehalten. So wird erreicht, daß

1. die Lamina cribriformis um den Nervus ethmoidalis anterior und
2. das Foramen sphenopalatinum, um die Nervi pterygopalatini longi und breves und die Nervi palatini major und minor herum anaesthesiert wird.

Gelegentlich breitet sich ein Teil der Lösung durch das Foramen sphenopalatinum zum Hauptstamm des Nervus maxillaris aus. Dann ist die Analgesie sogar für Operationen am Sinus maxillaris genügend ausgedehnt. Die Vasoconstriction der Nasenschleimhaut ist der direkten Wirkung der Lösung auf die Gefäße, die durch das Foramen sphenopalatinum in die Nase eintreten, zuzuschreiben.

Gleich, welche Methode der Oberflächen-Anaesthesie für die submucöse Septumresektion auch angewendet wird, raten wir zur Infiltrations-Anaesthesie der Columnella mit einer feinen Kanüle. Das dient einem doppelten Zweck: es sichert die Analgesie des labialen Teiles der Columnella, der nicht vom Nervus ethmoidalis anterior versorgt wird (S. 62) und hilft, die Schleimhaut vom Cartilago septi nasi zu trennen.

Blockade des Nervus maxillaris

Dieser Nerv kann dort blockiert werden, wo er den oberen Anteil der Fissura pterygomaxillaris kreuzt. Von den zwei extraoralen Zugängen ziehen wir den hier beschriebenen als den besseren vor. Der andere auf S. 117 dargestellte Zugang ist dann von Nutzen, wenn gleichzeitig eine Blockade des Nervus mandibularis erforderlich ist.

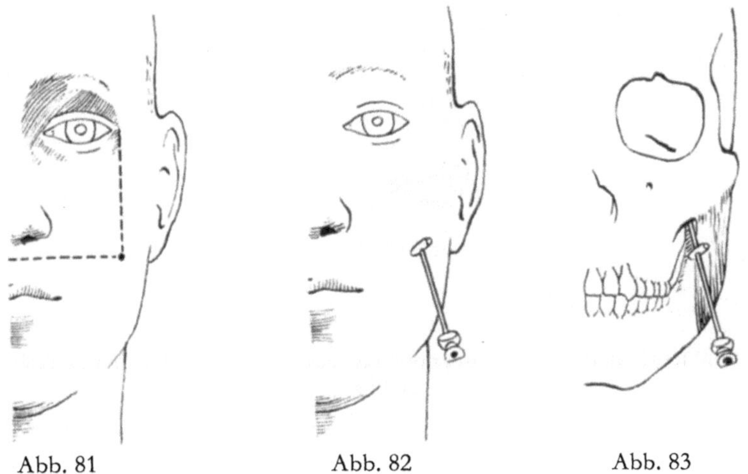

Abb. 81 Abb. 82 Abb. 83

Technik. Es wird ein Punkt auf der Wange genommen, wo eine verticale Linie vom lateralen Orbitalrand eine horizontale durch die Mitte der Oberlippe kreuzt (Abb. 81).

Durch Palpation muß gesichert werden, daß dieser Punkt über dem anterioren Rand des Musculus masseter 1 cm unterhalb des inferioren Randes des Os zygomaticum liegt. Die Gummimarke wird 5 cm von der Spitze der Kanüle, die rückwärts, aufwärts und einwärts gerichtet ist, entfernt gesetzt. Die rückwärtige Abweichung beträgt ungefähr 30 Grad von der horizontalen (Abb. 87). Der Schaft der Kanüle ist so aufwärts und einwärts gerichtet, daß er von vorn gesehen, in einer durch die Pupille verlaufenden Linie liegt.

Die Kanüle verläuft sehr nahe zur postero-lateralen Fläche des Os maxillare. Wird der Periost berührt, dann kann der Nervus dentalis posterior superior gereizt und Schmerzen in den Molaren ausgelöst werden.

Die Marke zeigt die maximale Tiefe an, bis zu der die Kanüle eingestochen werden darf. Die Kanülenspitze liegt nun gut in der Fissura pterygomaxillaris. Oft leitet das vorspringende Os maxillare die Kanüle posterior

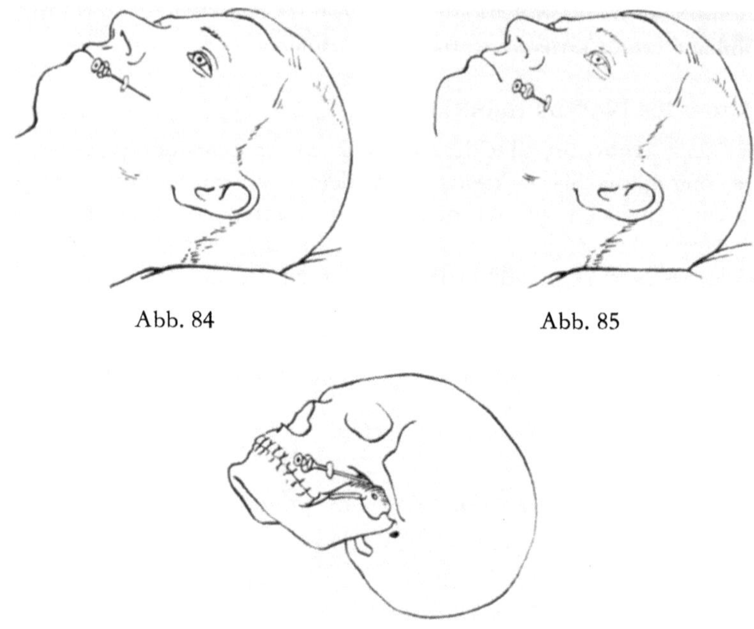

Abb. 84 Abb. 85

Abb. 86. Die Kanüle in der Fissura pterygomaxillaris. Vergleiche mit den Abb. 83 und 85

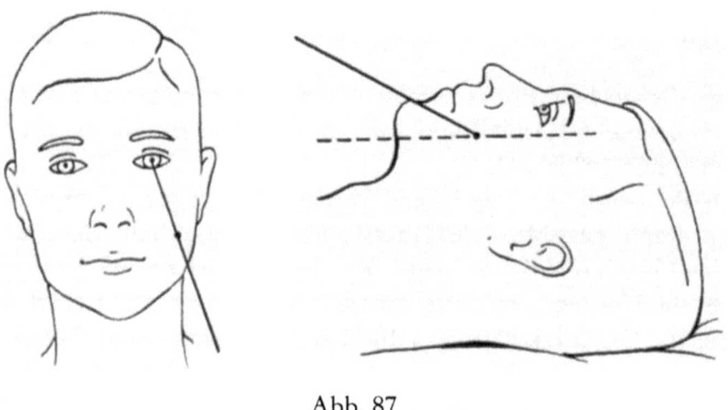

Abb. 87

zur Fissur. Die Kanülenspitze wird dann in einer Tiefe von ungefähr 4 cm durch den oberen Anteil der Lamina pterygoidea lateralis aufgehalten. Doch auch hier ist eine Injektion erfolgreich. In jedem Falle werden nach einem Aspirationstest 4 ml der Lösung, während die Kanüle in dieser Position bleibt, eingespritzt und weitere 4 ml, wenn sie langsam über 1 cm zurückgezogen wird.

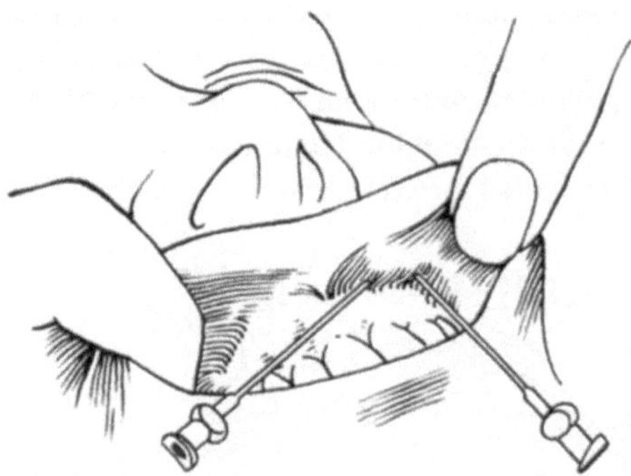

Abb. 88. Lokale Infiltration über der Fossa canina – siehe Seite 75

Blockade des Nervus ethmoidalis anterior

Der Nervus ethmoidalis anterior wird da blockiert, wo er die Orbita durch das Foramen ethmoidale anterius in der oberen Hälfte der medialen Wand der Orbita, ungefähr 2,5 cm vom Orbitalrand entfernt, verläßt.

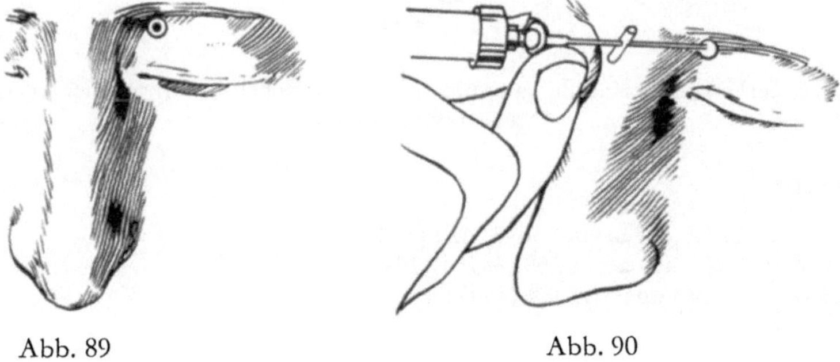

Abb. 89 Abb. 90

Abb. 89 und 90. Einstichpunkt zur Blockade des Nervus ethmoidalis anterior

Technik. Es wird ein Punkt 1 cm oberhalb des Canthus internus gewählt. Die Kanüle an einer kleinen, gefüllten Spritze wird nach rückwärts eingestochen, um durch die Haut, die Fascia superficialis, die den Musculus orbicularis oculi bedeckt, die Fascia palpebrae superior, das orbitale Fett und umgebende Gewebe vorzudringen. Die Kanüle, die zwischen Musculus rectus medialis und innerer Wand der Orbita passiert, ist genügend vom Augapfel entfernt. Erreicht die bei 2,5 cm gesetzte Marke die Haut, so liegt die Spitze der Kanüle nahe dem Nervus ethmoidalis anterior, dort, wo er in das Foramen eintritt (Abb. 91).

Ein Milliliter der Lösung wird injiziert und ein weiterer Milliliter beim langsamen Zurückziehen der Kanüle. Stößt man in einer Tiefe von weniger als 2,5 cm auf Knochen, so wird die Kanüle bis fast zur Haut zurückgezogen bevor sie in korrigierter Richtung erneut eingestochen wird. Die Venen im Orbitalfett sind leicht zu verletzen. Es resultiert dann ein Hämatom, das einen vorübergehenden Exophthalmus bedingt. (S. 111). Zur Minderung dieser Komplikation wird eine feine Kanüle benutzt. Sie muß so sorgfältig eingestochen werden, daß eine Wiederholung nicht nötig ist.

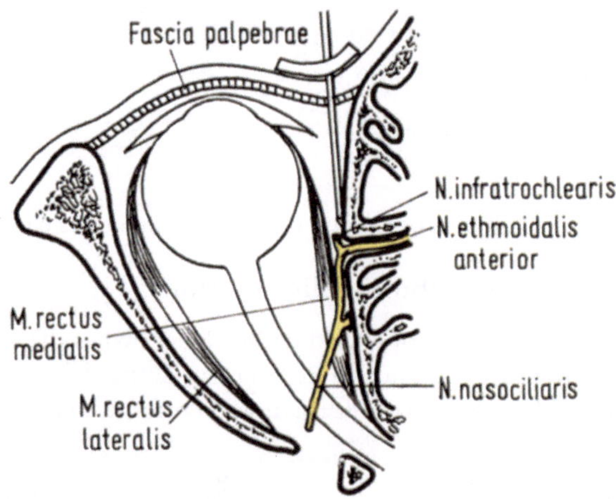

Abb. 91. Verlauf der Kanüle zur Blockade des Nervus ethmoidalis anterior. Siehe auch Abb. 8

Literatur

[1] Moffet, A. J.: J. Laryng. 56, **1**, 429 (1941).
[2] Moffet, A. J.: J. Laryng. 59, **4**, 151 (1944).
[3] Curtiss, E. S.: Lancet **1**, 989 (1952).

Kapitel XIII

Analgesie für Tonsillektomie

Die Einzelheiten dieser Technik sind nicht leicht im Operationsstuhl zu demonstrieren, da es für einen Zuschauer schwierig ist, einen guten Einblick in den Pharynx zur gleichen Zeit zu gewinnen, wie der Anaesthesist. Die verschiedenen Phasen können trotz allem durch eine Serie von Bildern deutlich gemacht werden.

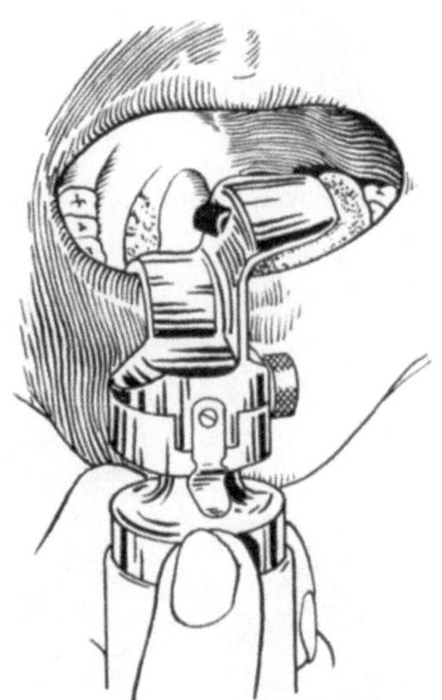

Abb. 92. Ein Laryngoskop-Spatel bietet durch Niederdrücken der Zunge und Beleuchtung des Pharynx alternativ eine gute Darstellung

Die Anaesthesie wird am sitzenden Patienten ausgeführt. Eine Kopfbeleuchtung dient der Ausleuchtung des Rachens und ein vorzugsweise rechtwinkeliger Spatel ist zum Herunterdrücken der Zunge erforderlich. Eine praeliminare Oberflächen-Anaesthesie macht die Injektionen weniger unangenehm. Außerdem werden die pharyngealen Reflexe unterdrückt, die die Ektomie der Tonsillen schwierig gestalten können, wenn sie sehr lebhaft sind. Eine halbe Stunde vor der Operation bekommt der Patient eine Lutschtablette, die 100 mg Amethocain enthält. Danach werden die Tonsillenbögen, der weiche Gaumen und der Oropharynx leicht mit 5prozentigem Cocain gesprayt. Schließlich wird auf einem Watteträger 5prozentiges Cocain an der Verbindung von Gaumenbogen und weichem Gaumen, wo die erste Injektion vorgenommen werden soll, appliziert.

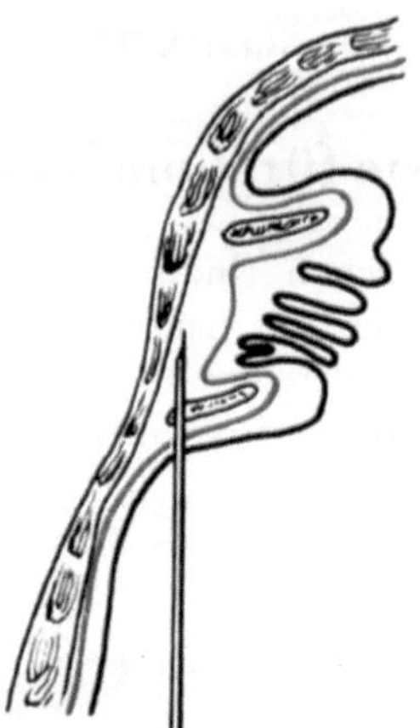

Abb. 93. Vergleiche mit den Abb. 73 und 98

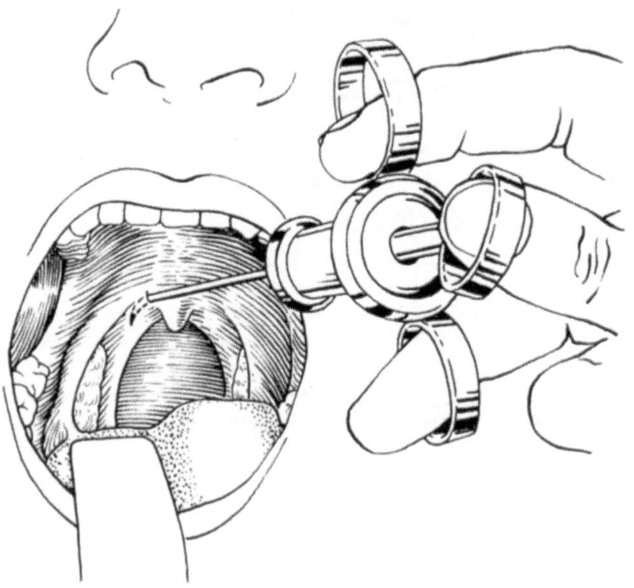

Abb. 94

Die Spitze der gebogenen „Tonsillen"-Kanüle wird dort unmittelbar unter die Schleimhaut eingeführt, wo die Gaumenbögen den weichen

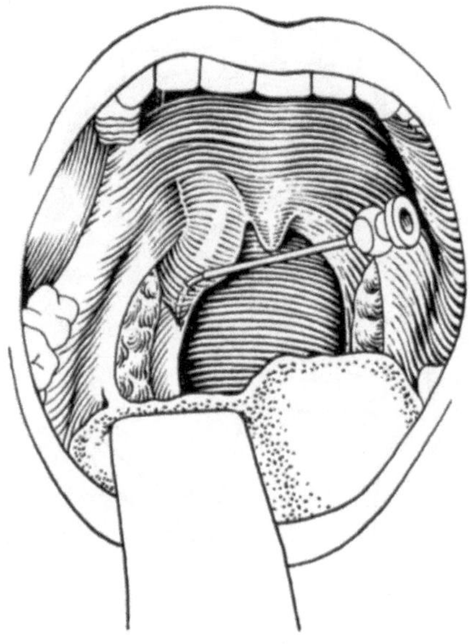

Abb. 95

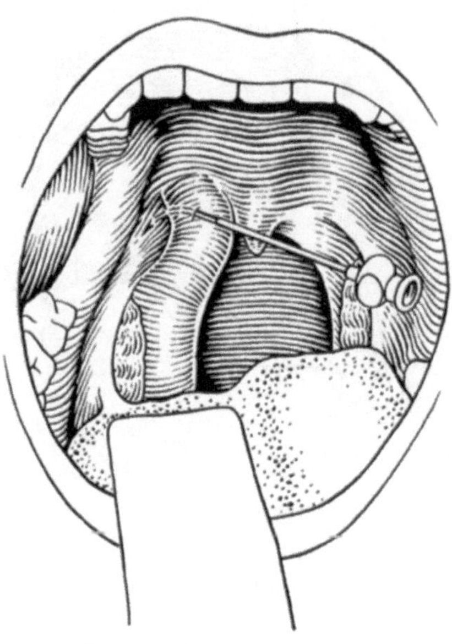

Abb. 96

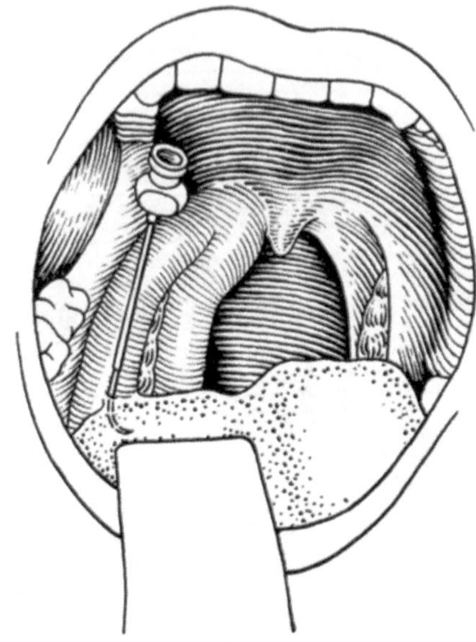

Abb. 97

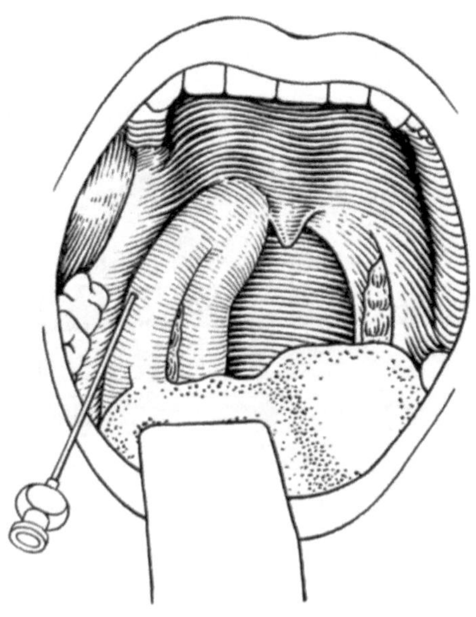

Abb. 98

Abb. 97 u. 98. Die Lage der Kanüle in Abb. 98 wird im Text beschrieben und ist in Abb. 93 dargestellt

Gaumen treffen. Hier werden etwa 1 ml des Lokalanaestheticums injiziert (s. S. 73), um den oberen Abschnitt der Gaumenbögen auszuweiten (Abb. 94). Eine glasige Quaddel zeigt, daß die Injektion in der richtigen Schicht vorgenommen wurde. Es gibt zwei häufige Fehler: Die Spitze der Kanüle dringt ganz durch den weichen Gaumen, so daß die Lösung nutzlos in den Oropharynx gespritzt wird, oder seltener, daß die Injektion in den Musculus palatopharyngeus erfolgt.

Der anteriore Gaumenbogen darf nicht zuerst infiltriert werden, sonst verdeckt seine Aufquellung den posterioren. Die Kanüle wird erneut in das submuköse Gewebe des posterioren Gaumenbogens am unteren Rand der ursprünglichen Quaddel eingestochen. 2 ml hier deponiert, dehnen den Gaumenbogen und bringen den unteren Abschnitt klarer ins Gesichtsfeld. Eine dritte Injektion kann weiter unten nötig sein, um den posterioren Gaumenbogen vollständig zu erfassen. Am anterioren Gaumenbogen wird nun analog vorgegangen. Bei der untersten Injektion wird sorgfältig darauf geachtet, daß die Kanüle genau dem Musculus palatoglossus in die Zunge folgt. So wird auch die Entfernung des unteren Poles der Tonsille schmerzlos (Abb. 97). Durch die dargestellte Technik wird die Kapsel der Tonsille bis zu einem gewissen Grade vom Musculus constrictor pharyngis superior getrennt.

Eine weitere Injektion lateral zur Tonsille verbessert die Trennung und steigert die Haemostase erheblich. Eine gerade Kanüle wird nach rückwärts in einer Linie mit dem medialen Rand der Bißfläche des dritten unteren Molaren gerichtet. Die Spitze dringt durch die Schleimhaut des anterioren Gaumenbogens, unmittelbar medial zum Ligamentum sphenomandibulare und wird um 1,5 cm vorgeschoben, damit sie im Bett der Tonsille zwischen Kapsel und Muskel liegt. Ist die straffe Kapsel der Tonsille festgestellt, dann wird die Richtung der Kanüle so geändert, daß die Kanülenspitze unmittelbar lateral zu ihr passiert. Es werden 4 ml der Lösung injiziert. Befindet sich die Spitze in der richtigen Schicht, dann wölbt sich die Tonsille nach medial vor. Liegt sie im Tonsillengewebe, so fließt die Lösung aus den Krypten ab. Peritonsilläre Fibrosen als Folge wiederholter Entzündungen erschweren die freie Ausbreitung von 4 ml an einer Stelle injizierter Lösung. In solchen Fällen wird ein verläßlicheres Ergebnis durch drei Injektionen, jede etwa 1,5 ml, an verschiedenen Stellen lateral zur Tonsille erzielt.

Kapitel XIV

Analgesie für Laryngologie

Laryngektomie

Eine *Laryngektomie* kann in Lokalanaesthesie zufriedenstellend ausgeführt werden. Die Haut wird durch Blockade des Plexus cervicalis auf beiden Seiten, der Larynx und die Trachea durch Injektion der Nervi vagi beim Verlassen des Hirnschädels anaesthesiert. Der Anaesthesist muß darauf vorbereitet sein, mit leichter Allgemeinbetäubung fortzufahren, wenn sich die Operation so lange hinzieht, daß die Wirkung der Lokalanaesthesie zu schwinden beginnt oder ausgedehnte Hauttransplantate entnommen werden müssen.

Praemedikation

Die Injektionen sind nicht unerträglich schmerzhaft, aber die resultierende Unfähigkeit, zu sprechen oder zu schlucken, kann belästigend für den Patienten sein, wenn er nicht großzügig sediert ist. Großzügigkeit muß jedoch dort mit Vorsicht gepaart sein, wo eine Behinderung der Atmung vorliegt; denn dann hängt eine ausreichende Ventilation von einem aktiven Atemzentrum ab. Es muß auch daran erinnert werden, daß beim Alten und Kachektischen eine kleine Dosis eines Sedativums einen langen Weg geht. Bei einem durchschnittlichen Patienten werden 125 mg Phenobarbiton zwei bis drei Stunden vor der Operation per os gegeben, und diesem folgen 20 mg Pantopon und 0,6 mg Atropin. sulfuric. subcutan 30 min bevor mit den Blockaden begonnen werden soll.

Lokalanaesthesie-Lösungen

Man muß ein Gleichgewicht zwischen der Konzentration der Xylocain-, Xylonest- oder Scandicain-Lösung und dem injizierten Volumen bewahren. Eine 0,75prozentige Lösung ist stark genug, um eine rasche und lange Wirkung auf die Nerven zu erzielen. Diese Konzentration ist aber auch entsprechend niedrig, um die Injektion eines großen Volumens zu ermöglichen. Dieses Volumen ist erforderlich, um die acht im ersten Abschnitt (S. 90) aufgeführten Nerven zu erfassen.

Bis zu 40 ml der 0,75prozentigen Xylocain-, Xylonest- oder Scandicain-Lösung mit 0,25 ml Adrenalin-Zusatz der Stärke 1:1000 werden für die

Blockade der Nerven gebraucht. Die oberflächlichen Gewebe des Halses werden dann mit 30–40 ml von 0,5prozentigem Xylocain, Xylonest oder Scandicain mit 0,2 ml Adrenalin 1:1000 infiltriert: neben der Blutstillung erlaubt diese Anaesthesie-Technik dem Chirurgen, sofort zu operieren.

Wichtige Einzelheiten

Ein Assistent ist erforderlich.

Ein endotrachealer Manschetten-Tubus für Erwachsene, kurz geschnitten, wird einschließlich Metall- und Gummi-Verbindungen zusammen mit den chirurgischen Instrumenten sterilisiert (Abb. 99).

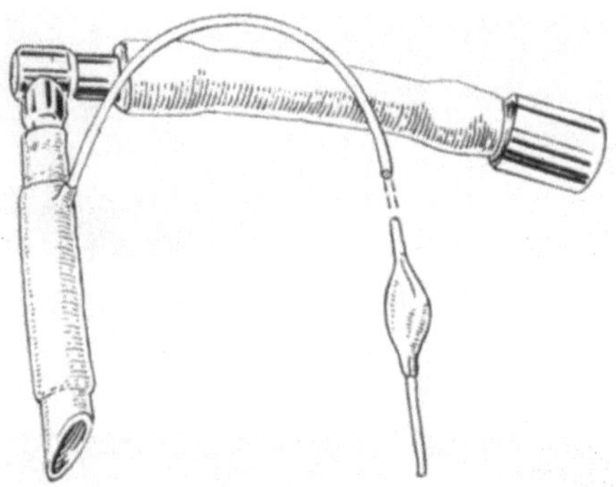

Abb. 99

Der Tubus ist nach Durchtrennung der Trachea zum Einführen bereit. Er dient der Zuführung von Luft, Sauerstoff oder Narkose-Gasen, falls diese nötig sind. Die Manschette verhütet die Aspiration von Blut.

Der Patient muß beruhigt werden. Es wird ihm gesagt, daß die Injektionen es ihm schwierig machen werden, zu sprechen und zu schlucken und daß er Herzklopfen bekommen kann. Es ist gut, eine einfache Zeichensprache zu vereinbaren: ein Finger erhoben „ja" oder drücken sie meine Hand für „ja".

Da eine Tachykardie die erfolgreiche Blockade des Nervus vagus bestätigt, muß die Puls-Frequenz aufgezeichnet werden. Eine Registrierung wird bald nach der Ankunft des Patienten im Anaesthesie-Raum vorgenommen und nach jedem der vier Blocks wiederholt. Ein Anstieg von 15–20 Schlägen in der Minute läßt vermuten, daß ein Vagus-Stamm blockiert wurde. Der Vagus-Stamm kann mit erfaßt werden, wenn der Plexus cervicalis injiziert wurde. Trotzdem sollte der Standard-Vagus-Block an der Schädelbasis ausgeführt werden, um sicher zu gehen, daß die laryngealen und pharyngealen Äste eingeschlossen sind. Wir halten es für günstig, die Blockaden in der folgenden Weise vorzunehmen: 1. linker und rechter Plexus cervicalis, 2. rechter und linker Nervus vagus, 3. Infiltrationen der oberflächlichen Gewebe des Halses.

Die Blockade des Plexus cervicalis

Dieses Vorgehen bietet eine Analgesie der Haut, wie es am grau schattierten Bezirk in Abb. 50 dargestellt ist.

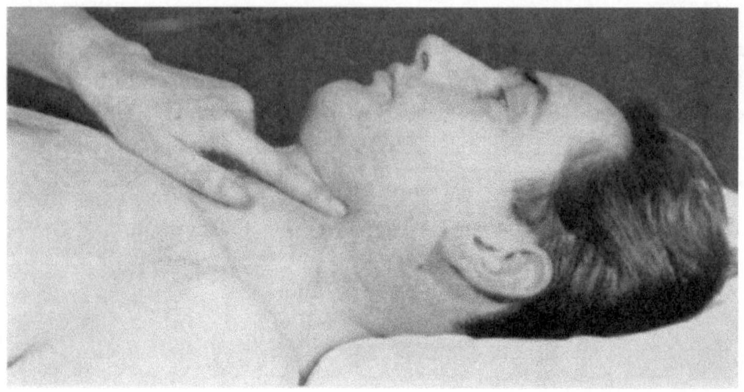

Abb. 100

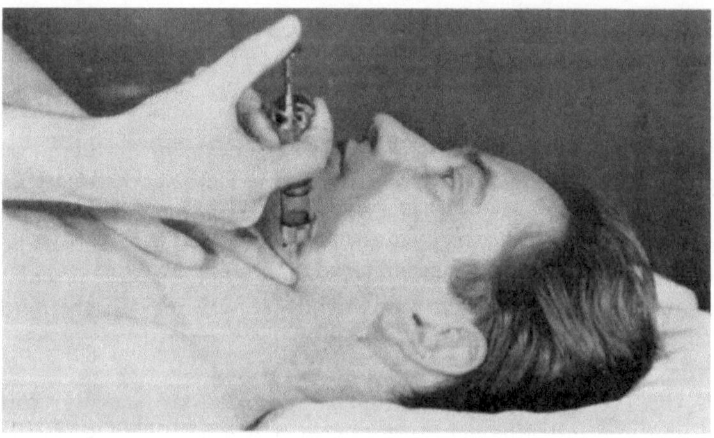

Abb. 101

Die anterioren primären Äste von C2, 3 und 4 werden dort blockiert, wo jeder Nerv den Sulcus zwischen dem Tuberculum anterius und posterius des Processus transversus verläßt. Hier liegt er in einer Ebene zwischen den Muskeln, die von den Tubercula ihren Ursprung nehmen. Der Patient wird aufgefordert, geradeaus zu sehen. In dieser Position liegt der Processus transversus des dritten Halswirbels gegenüber dem Os hyoideum [1], das sich seinerseits praktisch in Linie der Kinnspitze befindet (Abb. 100 und 102).

Bei der Blockade links steht der Anaesthesist auf der linken Seite des Patienten und blickt zu dessen Kopf, der leicht zur Gegenseite gewendet ist (für die rechte Seite steht der Anaesthesist am Kopfende des Patienten). In Höhe des Os hyoideum wird die Arteria carotis interna palpiert (Abb. 103). Dieser Punkt liegt direkt vor dem Processus transversalis III.

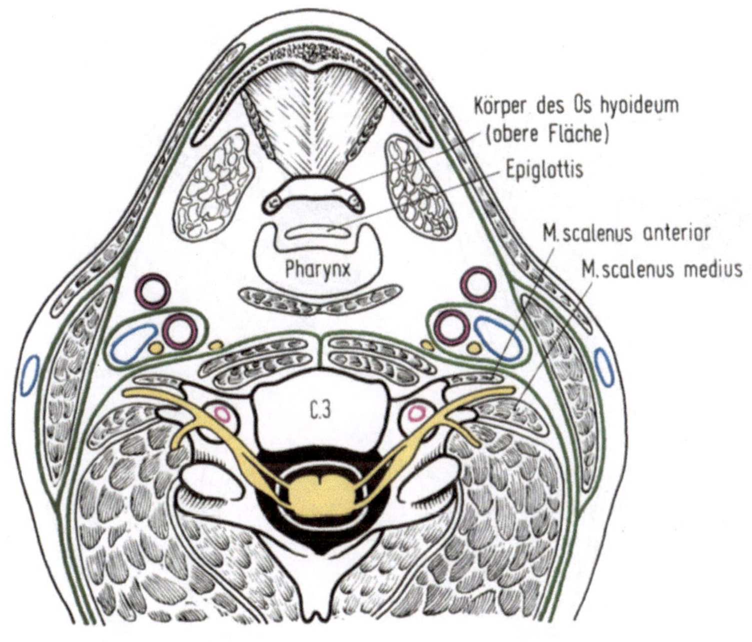

Abb. 102

Mit dem Zeigefinger der linken Hand wird zusammen mit der Vena jugularis interna dieses Gefäß zur Mittellinie gedrückt. Die Kanüle wird unmittelbar lateral zum Finger durch den vorderen Rand des Musculus sternocleidomastoideus eingestochen (Abb. 103).

Sie wird rückwärts leicht medial gerichtet, bis man Kontakt mit Knochen erhält. Nach der Tiefe, die die Kanüle erreichte, ist es im allgemeinen leicht zu bestimmen, ob ihre Spitze den Processus transversalis berührte (Abb. 103) oder vorbeiging und den Processus articularis traf (Abb. 104). Wurde der Processus transversalis getroffen, dann wird die Richtung der Kanüle geändert, damit sie unmittelbar lateral zu ihm weiter 1 cm vorgeführt werden kann, um nahe dem Processus articularis zu liegen.

Die Spitze der Kanüle liegt jetzt außerhalb der Fascienscheiden der Ursprünge der Musculi scaleni anterior und medius, zwischen denen die anterioren und primären Äste der Nervi cervicalis austreten. 5 ml der

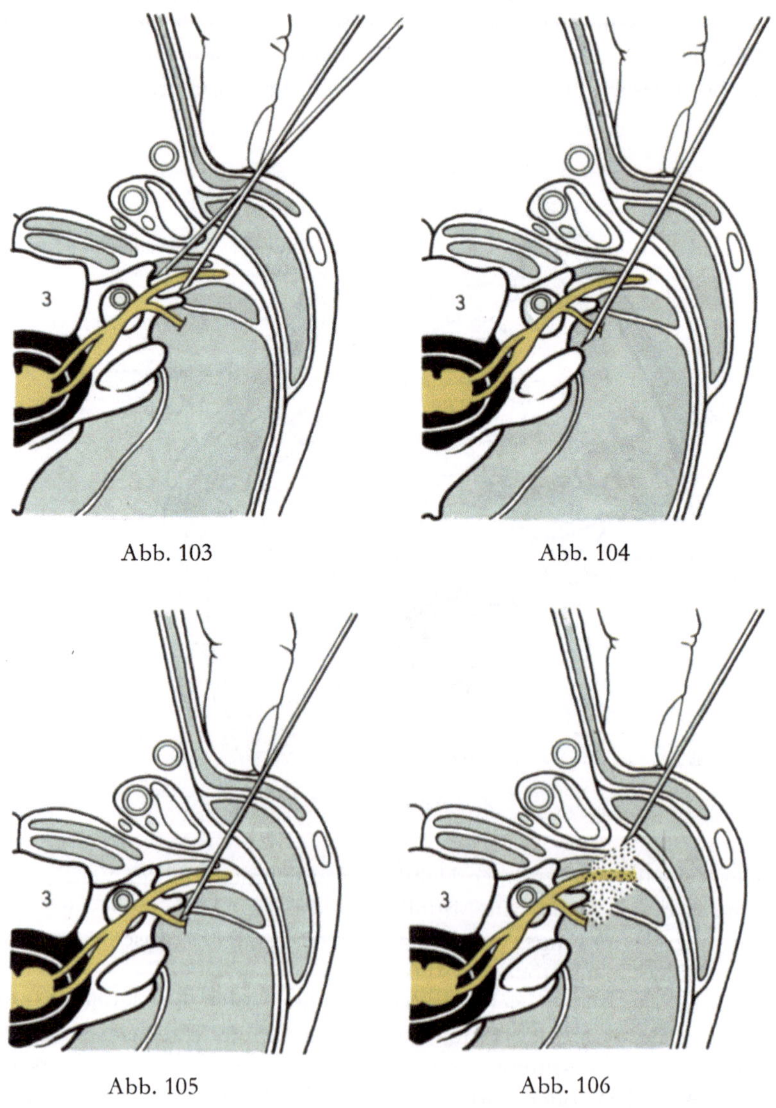

Abb. 103 Abb. 104

Abb. 105 Abb. 106

Lösung werden nun injiziert, während die Kanüle langsam um 1–1,5 cm zurückgezogen wird, damit man sicher ist, daß die Deponierung in der Ebene erfolgte, in der die Nervi cervicales verlaufen (Abb. 105 und 106).

Die Kanüle wird fast bis zum Hautniveau zurückgezogen und mit neuer Richtung eingestochen, um unmittelbar lateral und jenseits des Processus transversus von C2 zu passieren. Jetzt erfolgt die Injektion von 5 ml Lokalanaestheticum, während die Kanüle langsam zurückgezogen wird. Nun wird die Kanüle nach abwärts gerichtet, um den vierten Cervical-Nerven in gleicher Weise zu blockieren. Es ist bei dieser Technik entscheidend, daß die Spitze der Kanüle nahe dem Processus transversus passiert und zumindest nahe dem Tuberculum posterius liegt, so daß beim Zurückziehen die Lösung in der Ebene der Cervicalnerven deponiert werden kann.

Es ist möglich, daß die Vena jugularis interna punktiert oder durchstochen wird. Das kann einen dumpfen Schmerz hervorrufen, ist aber sonst von geringer Bedeutung. Der Anaesthesist vergewissert sich immer, daß die Kanüle nicht intravasal liegt, bevor er mehr als 1 ml an irgendeiner Stelle injiziert. Es muß immer an die außergewöhnliche Möglichkeit einer subarachnoidalen Injektion gedacht werden.

Gelegentlich können der Nervus phrenicus, der Stamm des Vagus und die Sympathicus-Kette mit erfaßt werden.

Die Blockade des Nervus vagus

Der Nervus vagus wird kurz nach Verlassen des Hirnschädels durch das Foramen jugulare blockiert. Hier liegt er zwischen der Vena jugularis interna und der Arteria carotis interna und posterior zu beiden. Im gleichen Fascien-Raum befinden sich der Plexus sympathicus rund um die Arterie, die Nervi glossopharyngeus, accessorius und hypoglossus (Abb. 39).

Lagerung. Der Patient liegt auf dem Operationstisch, mit Blick *nach oben.* Die Blicklinie des Anaesthesisten liegt in Höhe des Ohres des Patienten. Wird das nicht beachtet, so kann die Kanüle leicht im falschen Winkel eingestochen werden.

Der Assistent hält die Ohrmuschel nach vorn (Abb. 107) und bietet so einen guten Zugang zum Processus mastoideus von der Seite. Wenn nötig, wird das Kissen entfernt, aber *unter keinen Umständen darf der Kopf nach irgendeiner Seite gedreht werden.*

Technik. Die Haut über dem Processus mastoideus kann schon durch die Blockade des Plexus cervicalis anaesthesiert sein. Dann ist eine Hautquaddel überflüssig. Die Spitze der Kanüle wird unmittelbar vor dem untersten palpablen Teil des Processus eingestochen. Sie wird in der transversalen Ebene gehalten, aber nach vorn um 30° gerichtet und vorgeschoben, bis die Marke bei 4 cm die Haut berührt (Abb. 108 und 109). Nun wird die Spritze angesetzt und nach einer Aspiration erfolgt die Injektion von 2 ml der Lösung. Danach wird die Kanüle zurückgezogen, und in zwei Abständen von 0,5 cm werden Aspiration und Injektion wiederholt.

Die Kanüle verläuft durch Haut, superficiale und tiefe Fascie, die Glandula parotis selbst oder die derben fibrösen Gewebe zwischen ihr und dem vorderen Rand des Ansatzes des Musculus sternocleidomastoideus. Jenseits der Nerven und Gefäße liegt der Nasopharynx (Abb. 39 und 109).

Schwierigkeiten. Es ist erstaunlich, daß das eine oder andere der großen Gefäße nicht regelmäßig durchstochen wird (Abb. 109). Dagegen können

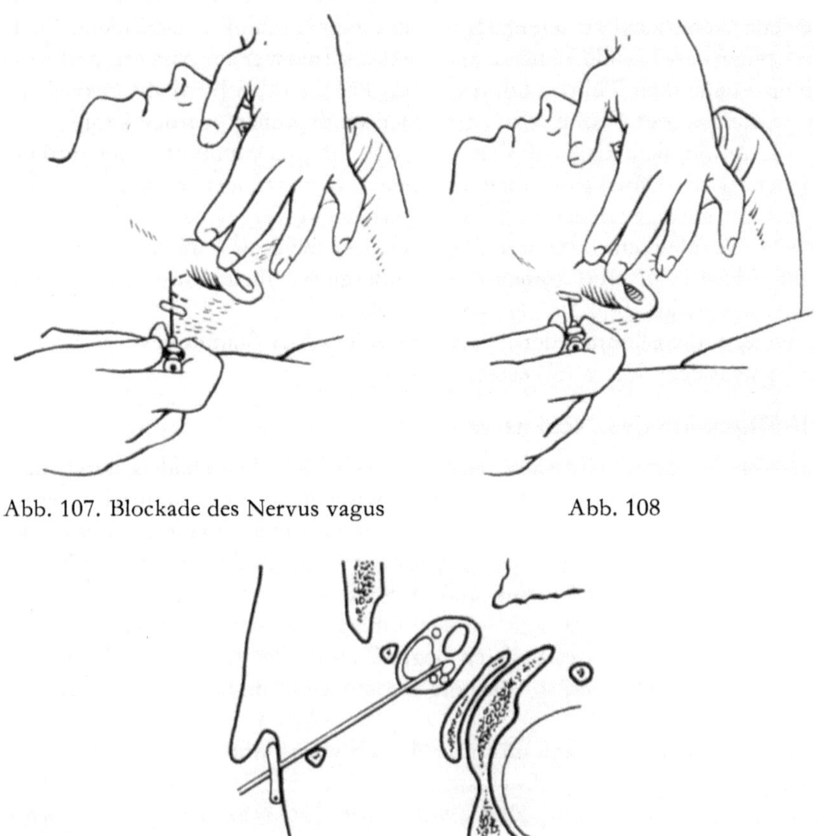

Abb. 107. Blockade des Nervus vagus

Abb. 108

Abb. 109. Vergleiche mit Abb. 39 und im Gegensatz dazu mit Abb. 111

keine Sicherheitsvorkehrungen getroffen werden. Doch ereignet sich das nur in ungefähr 15% der Fälle. Das Gefäß ist fast immer die Vene. Der relative Schutz der Gefäße liegt in ihrer Verschieblichkeit und Festigkeit der Wandung. Wurde die Vene punktiert, dann braucht aufgrund des niedrigen venösen Druckes kein Blut aus der Kanüle auszufließen: Die Möglichkeit einer Luftembolie muß immer in Betracht gezogen werden. Die Punktion einer Vene wird nach Ansetzen der Spritze und Aspiration erkannt.

Dann wird die Kanüle weiter vorgeschoben, bis kein Blut mehr aspiriert wird. Eine Injektion von 6 ml des Lokalanaestheticums wird nun hier wirkungsvoll sein. Eine arterielle Punktion ist äußerst selten. Sie wird vor Ansetzen der Spritze durch pulsierendes Ausströmen hellroten Blutes aus der Kanüle erkannt. In diesem Falle wird die Kanüle langsam bis zum Sistieren zurückgezogen. Nun wird die Spritze fixiert und aspiriert, um zu sichern, daß die Kanülenspitze extravasal liegt. 2 ml werden hier injiziert und weitere 4 ml, während die Kanüle langsam noch 1 cm zurückgezogen wird. Eine Blutung in die Gewebe erfolgt aufgrund der Zusammenziehung des elastischen Arterienhüllgewebes nach Zurückziehen der Kanüle nicht.

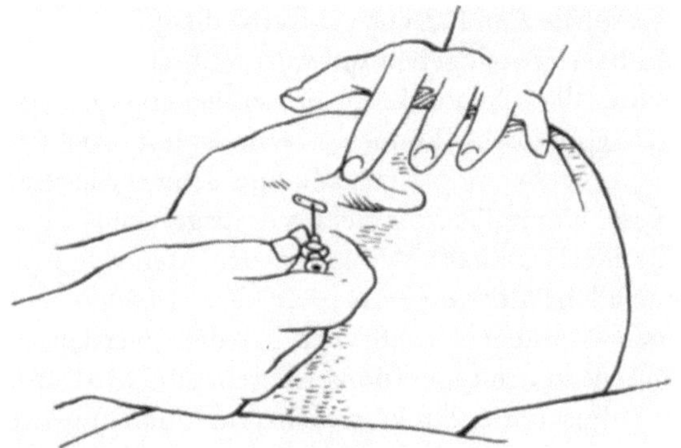

Abb. 110. Diese Bilder zeigen einen häufigen Fehler – siehe Text Seite 93

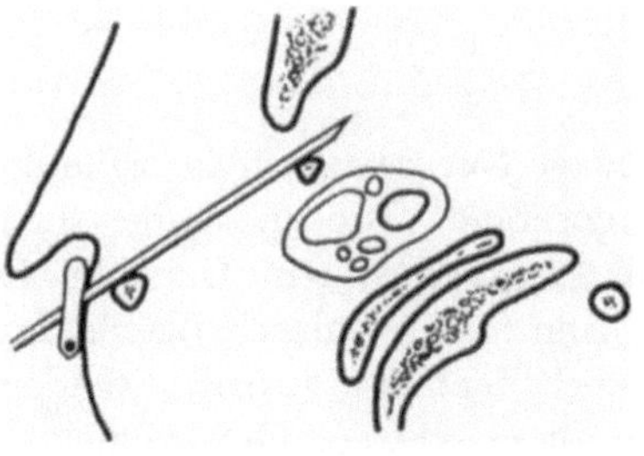

Abb. 111

Man kann feststellen, daß die Kanüle hinter und medial zum Processus styloideus verläuft. Wird sie mehr als 30° nach vorn gerichtet, dann kann sie an den Processus anstoßen oder sogar anterolateral zu ihm passieren. Dieser Fehler kann leicht unterlaufen, wenn der Kopf nicht exakt in der Mittellinie gehalten, sondern zur Seite gedreht wird, um den Zugang zum Processus mastoideus zu erleichtern. Wird der Kopf gedreht, so befindet sich die Scheitelebene nicht mehr parallel zu der Oberfläche des Tisches. Die Kanüle passiert dann weit lateral ihres Zieles, wenn das übersehen wird.

Die Blockade des Nervus vagus an der Schädelbasis ergibt eine Anaesthesie der Schleimhaut von Larynx und Trachea. Die Lokalanaesthesie-Lösung erfaßt auch das Ganglion cervicale superius und die Nervi glossopharyngeus, accessorius und hypoglossus. Das resultierende Horner'sche Syndrom wird häufig übersehen, da die Injektion gewöhnlich bilateral ausgeführt wird. Zur Unterdrückung der pharyngealen Schleimhautreflexe ist die Unterbrechung des Nervus glossopharyngeus von Nutzen. Die motorischen Nerven sind im allgemeinen resistenter gegen die Wirkung des Lokalanaestheticums. Aber die dünnen Faserbündel, die in dieser Höhe vom Nervus accessorius zum Nervus vagus für die quergestreiften Muskeln des Larynx und Pharynx abgegeben werden, sind rasch blockiert. Es resultiert Aphonie und die Unfähigkeit, zu schlucken. Die spinalen Nervi accessorius und hypoglossus können ebenfalls mit erfaßt werden. Die Lähmung des Nervus hypoglossus kann die schwerwiegendsten Folgen haben, wenn diese Komplikation nicht vorausgesehen wird. Wir haben mehr als einmal eine komplette Verlegung der Atemwege durch eine gelähmte, zurückgefallene Zunge gesehen. In diesen Fällen muß der Unterkiefer durch einen Assistenten nach vorn gehalten werden.

Bevor der Patient in den Operationssaal gebracht wird, führt man einen endotrachealen Tubus unter direkter Sicht ein. Man muß dabei berücksichtigen, daß die Schleimhaut des Mundes nicht durch die Blockaden unempfindlich geworden ist. Die Stimmlippen stehen unbeweglich in Kadaverstellung, und die Schleimhaut von Larynx und Trachea ist unempfindlich.

Warnung

Gelegentlich haben wir die Nervi vagi für kurze und ziemlich kleine Eingriffe, z. B. Oesophagoskopie, Bronchoskopie oder Bronchographie, blockiert. Der Empfindungsverlust tritt früh ein. Doch die muskuläre Lähmung der Zunge kann folgen – durch Beteiligung des Nervus hypoglossus – obwohl dies nicht eher als eine halbe Stunde später deutlich wird, einer Zeit, in der an diese schwere Gefahr nicht mehr gedacht wird und der Patient bereits ins Bett zurückgebracht wurde. Nach Blockade der Nervi vagi muß der Patient sorgfältig überwacht und in Halbseitenlage betreut werden, so daß die Zunge, wenn sie gelähmt ist, nach vorwärts von der hinteren Pharynx-Wand wegsinken kann.

Bronchoskopie

Diese Untersuchung kann und wird tatsächlich oft nur in Lokalanaesthesie ausgeführt. Die ausgedehnte Anwendung einer Oberflächenanaesthesie und die nachfolgende Einführung des Bronchoskopes sind jedoch unangenehm. Deshalb spricht viel dafür, wenn keine Kontraindikationen vorliegen – z. B. massive pulmonale Sekretion oder vorherige Hämoptoe –, dem Patienten eher eine leichte Allgemeinbetäubung zu geben. Außerdem ermöglicht die unten beschriebene Technik die Applikation des Lokalanaestheticums an einem bewußtlosen, widerstandslosen Patienten da, wo sie gewünscht wird: eine kleine Dosis kann unter diesen Bedingungen über einen weiten Bezirk verteilt und eine Überdosierung leicht vermieden werden.

Technik beim schlafenden Patienten. Der Patient liegt auf dem Operationstisch mit seinem Kopf in der Negus-Kopfstütze. Eine Mitchell-Kanüle ist in eine Vene auf dem Handrücken eingeführt und durch Heftpflaster fixiert: durch die Kanüle werden einem durchschnittlichen Erwachsenen 300 mg Thiopenton, sofort gefolgt von 50–80 mg Succinylcholin, gegeben. Nach Relaxation werden die Lungen mit Sauerstoff oder Luft ventiliert. Unmittelbar danach wird ein Laryngoskop eingeführt und die Fossa pyriformis und Stimmlippen werden mit 4prozentigem Cocain gesprayt. Nun wird der Konus des Macintosh-oral-Sprays durch die Stimmbänder soweit als möglich eingeführt. Während er schrittweise zurückgezogen wird, erfolgt die Kompression des Handballons. Bei einem Erwachsenen (z. B. 70 kg schwer) soll die Gesamtmenge von Cocain 200 mg – 5 ml einer 4prozentigen Lösung – nicht überschreiten. Für Kinder wird die Dosis entsprechend reduziert und mit 3 mg Cocain für jedes Kilogramm Körpergewicht gesondert errechnet. So wird eine gleichmäßige Verteilung des Lokalanaestheticums von der Carina (und möglicherweise darunter) bis zu den Stimmlippen sicher erzielt: innerhalb von 2 min ist die Anaesthesie komplett. In dieser Zeit wird die Spontanatmung im allgemeinen wieder eingesetzt haben, und die Beatmung braucht nicht mehr fortgesetzt zu werden.

Die Allgemeinbetäubung ist jetzt sehr oberflächlich, und der Patient kann mit Bewegungen des Kopfes auf die Einführung des Bronchoskopes reagieren. Aber eine solche Reaktion ist leicht durch weitere intermittierende Dosen von Thiopenton zu beherrschen, so klein, daß sie keine Depression der Atmung hervorrufen. So kann die Bronchoskopie unter örtlicher Betäubung bei einem oberflächlich schlafenden Patienten ausgeführt werden.

Technik beim wachen Patienten. Eine viertel Stunde vor der Untersuchung spült der Patient seinen Mund und Rachen mit 2prozentigem Xylocain „viscös“. Einige Minuten später werden bei dem sitzenden Patienten die restlichen pharyngealen Reflexe durch leichte Sprayung des weichen Gaumens und des Oropharynx mit 4prozentigem Xylocain ausgelöscht. Der nächste Schritt ist die Betäubung der Larynxschleimhaut so weit als möglich einschließlich der Oberfläche der Stimmlippen. Dieser Bezirk wird vom Nervus laryngeus internus versorgt, der dort von einem Cocain-Tupfer erreicht werden kann, wo der Nerv nach einwärts unmittelbar unter der Schleimhaut der Fossa pyriformis verläuft. Die Zunge wird mit einem Stück Gaze vorgezogen. Ein Tupfer in 4prozentiges Cocain getaucht, wird

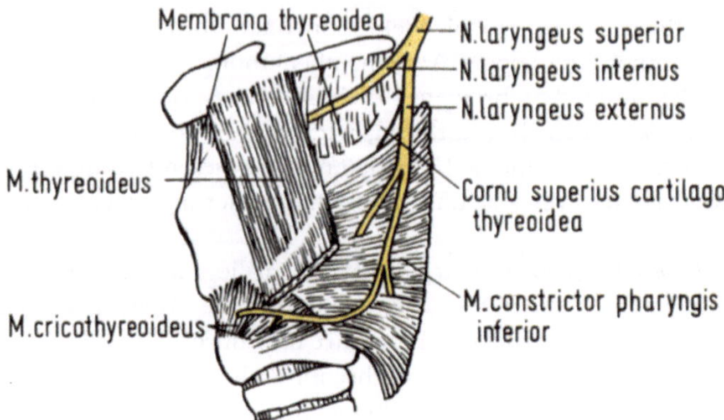

Abb. 112*. Nachdem der Nervus laryngeus internus die Membrana thyreohyoidea durchbohrt hat, läuft er unter der Schleimhaut der Fossa pyriformis, kreuzt die aryepiglottische Falte und tritt so in das Vestibulum des Larynx ein

* Zeichnung nach einem Präparat des Anatomischen Museums, Middlesex Hospital, mit Erlaubnis von Professor E. W. Walls.

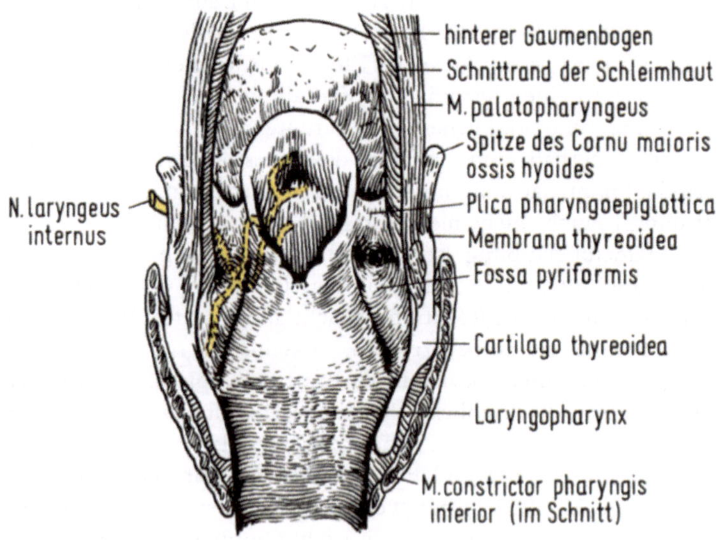

Abb. 113*. Die Fossa pyriformis von hinten gesehen

* Zeichnung nach einem Präparat des Anatomischen Museums, Middlesex Hospital, mit Erlaubnis von Professor E. W. Walls.

mit einer Larynx-Zange nach Krause gehalten und so in jede Fossa pyriformis eingeführt, indem sie über den Zungenrücken nahe der lateralen Pharynxwand gleitet. Die Zange folgt der Fossa tonsillaris nach abwärts,

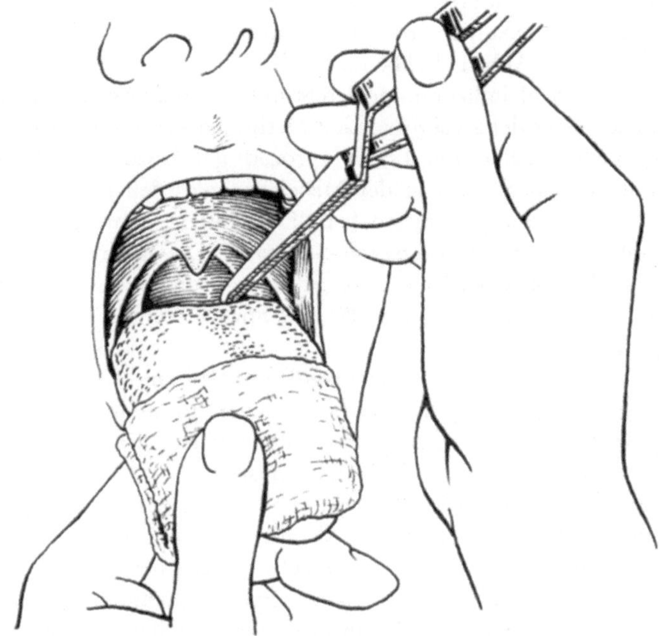

Abb. 114. Die Lage des Tupfers wird in Abb. 115 gezeigt

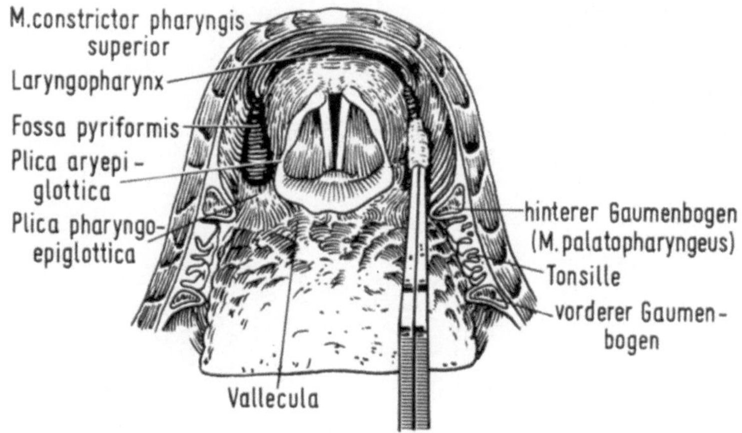

Abb. 115. Der von der Zange gehaltene Tupfer in der Fossa pyriformis – Ansicht von oben

bis sie in der Schleimhautfalte liegt, die sich zwischen Cartilago thyroidea und Plica aryepiglottica erstreckt. Hier wird sie eine halbe Minute gehalten. Beim normalen Erwachsenen braucht man die ganze Biegung der

Zange, um die Fossa zu erreichen; wenn der Tupfer oberflächlich (an der Plica valleculae) aufgehalten wird, muß er zurückgezogen und weiter lateral eingeführt werden (Abb. 113, 114 und 115).

Jetzt muß die Schleimhaut unter den Stimmlippen anaesthesiert werden. Das kann nach einer der zwei folgenden Methoden vorgenommen werden:

1. Eine kleine Spritze mit 1,5 ml 4prozentiger Cocainlösung und mit einer Kanüle versehen, wird in der Mittellinie zwischen den Cartilagines thyreoidea und cricoidea eingestochen. Der Patient kann husten, wenn die Schleimhaut der Trachea durchstochen wird. Die Aspiration von Luft bestätigt, daß die Spitze der Kanüle innerhalb des Lumens der Trachea liegt. Das Cocain wird injiziert und Kanüle und Spritze werden sofort zurückgezogen; oder

2. unter Sicht mit einem Kehlkopf-Spiegel wird eine Kanüle mit einer Mackenzie-Spritze zwischen die unempfindlichen Stimmlippen eingeführt, 1,5 ml 4prozentiges Cocain werden rasch injiziert und der Spiegel und die Kanüle zurückgezogen, bevor der Patient hustet.

Bei Patienten mit Bronchialsekretion sollte eine geeignete Lagerungsdrainage durchgeführt werden, bevor sie zur Untersuchung kommen. Verbliebene Sekrete verhindern eine Oberflächen-Anaesthesie, da die Lösung nicht die darunter liegende Schleimhaut erreichen kann. In diesem Falle entfernt der Untersucher den Schleim unter direkter Sicht mit dem Sauger und sprayt die nicht betäubte Schleimhaut durch das Bronchoskop.

Für eine Laryngoskopie ist natürlich die Injektion von Cocain-Lösung in die Trachea wegzulassen.

Literatur

[1] Grant, J. C. B.: A Method of Anatomy. S. 611. London 1940.

Kapitel XV

Analgesie für Eingriffe an den Zähnen

Ziel dieses Kapitels ist es, dem praktischen Arzt Hinweise zur Lokalanaesthesie für eine Zahnextraktion zu geben, wenn ein Zahnarzt nicht erreichbar ist. Wie in anderen Körperregionen, hat der Anaesthesist die Wahl zwischen Leitungs-Anaesthesie, wobei der Hauptnerv in einiger Entfernung vom Operationsfeld blockiert wird, und der Infiltrations-Anaesthesie. In geeigneten Fällen empfehlen wir für den Unerfahrenen die Infiltrations-Anaesthesie. Eine Leitungs-Anaesthesie erfordert mehr Präzision, ist aber selbstverständlich der Infiltration in einem infizierten Bezirk vorzuziehen. Auch bei einem unteren Molaren ist die Blockade des Nerven zu bevorzugen, da hier die Corticalis der Mandibula so dick ist, daß ein an seiner äußeren Fläche deponiertes Lokalanaestheticum den Knochen nicht mit Sicherheit durchdringen wird. Deshalb wird eine Darstellung der intraoralen Blockade des Nervus dentalis inferior gegeben. Dieser Nerv und der Nervus maxillaris können extraoral blockiert werden (S. 114 u. 79). Doch intraorale Injektionen sind so sicher, daß auch der Zahnarzt außerordentlich selten vom extraoralen Zugang Gebrauch macht.

Infiltrations-Anaesthesie

Diese Technik hängt davon ab, daß ein Lokalanaestheticum (wir empfehlen Xylocain 2prozentig mit Adrenalin 1:80000 oder Scandicain 2prozentig mit Adrenalin 1:150000) oberflächlich zum Periost deponiert wird, durch die äußere Corticalis dringt und die Nervenfasern erreicht, die Pulpa und Membrana periodontalis versorgen. Damit werden auch die buccale Schleimhaut und der Alveolarrand anaesthesiert. Obwohl das für die konservative Zahnheilkunde ausreichend ist, muß für eine Zahnextraktion auch das innere Zahnfleisch infiltriert werden.

Als ein Beispiel einer Infiltrations-Anaesthesie beschreiben wir hier die für die Extraktion eines ersten oberen Praemolaren. Die Lippe wird nach abwärts und auswärts gezogen, um den Übergang des adhärenten Mucoperiostes des Zahnfleisches mit der freien Schleimhaut der Wange darzustellen. Eine feine 3 cm lange Kanüle wird parallel zur Längsachse des Zahnes mit ihrer Öffnung zum Zahnfleisch hin eingestochen (Abb. 116 und 119). Eine Schmerzminderung wird durch gleichzeitige Verstärkung des Zuges an der Lippe nach abwärts erzielt, so daß die Schleimhaut mehr über die Kanülenspitze gezogen als von ihr durchstochen wird.

Die Kanüle wird jetzt aufwärts bis in die Höhe der Apex des Zahnes vorgeschoben (ungefähr 0,5–1 cm), nahe dem Knochen, aber nicht unter dem Periost. Dann werden 2 ml der Lösung langsam injiziert (Abb. 117). Zur Vervollständigung der Analgesie wird das palatinale oder innere Zahnfleisch ebenfalls infiltriert. Schleimhaut und Periost sind hier fest adhärent

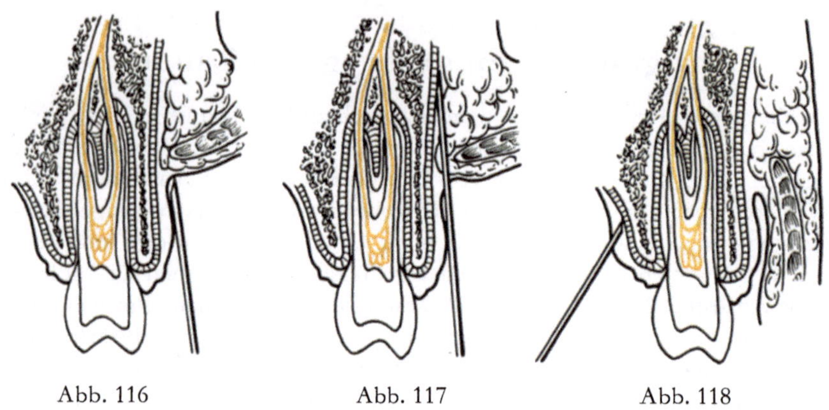

Abb. 116 Abb. 117 Abb. 118

Abb. 116–118. Vergleiche mit Abb. 64.

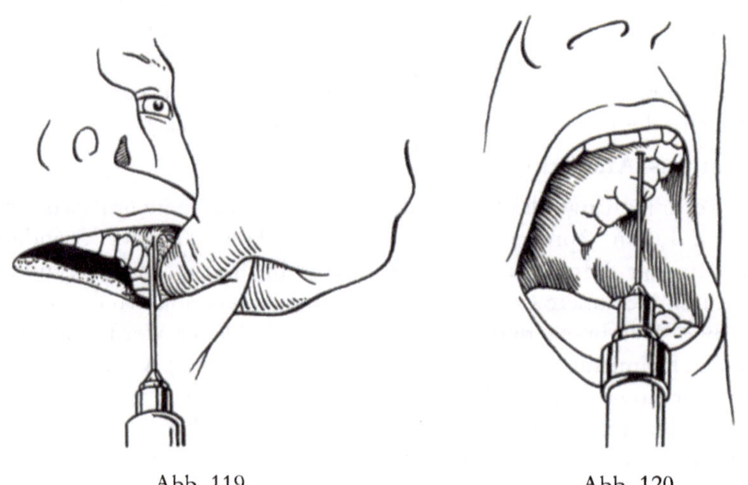

Abb. 119 Abb. 120

und in Kontinuität mit dem Mucoperiost des harten Gaumens. Die Kanüle wird in Höhe der Apex des Zahnes durch das Mucoperiost hin zum Knochen gerichtet, wo einige Tropfen der Lösung (etwa bis zu 0,5 ml) injiziert werden (Abb. 118 und 120). Eine Injektion unter Druck oder die Applikation eines größeren Volumens führt zum Abheben des Periostes vom unterliegenden Knochen und bedingt Nachschmerzen.

Geringe Modifikationen sind nötig, wenn die Injektion für die Extraktion anderer Zähne erfolgt. Beim 2. oder 3. oberen Molaren ist es bequemer, die buccale Schleimhaut gegenüber dem 1. Molaren zu durchstechen und die Kanüle schräg aufwärts und rückwärts zu richten, bis man annehmen kann, daß die Spitze gegenüber den Apices des Zahnes liegt, der extrahiert

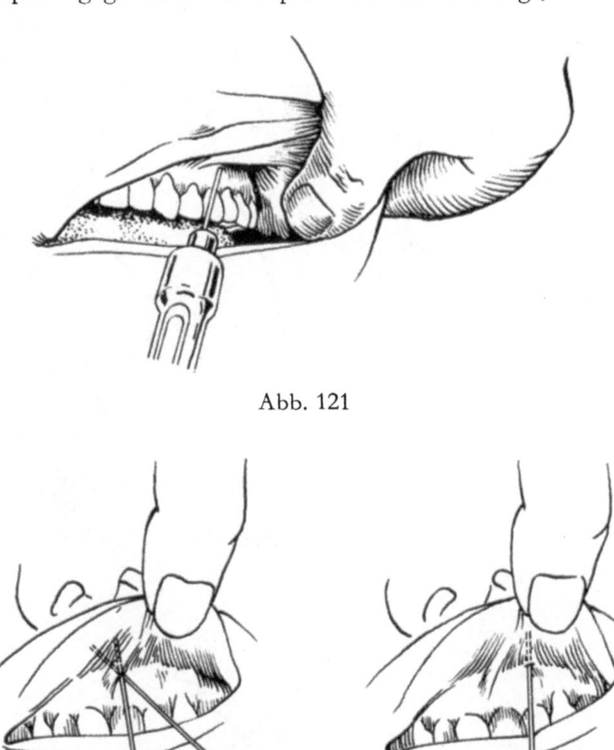

Abb. 121

Abb. 122

Abb. 123

werden soll (Abb. 121). Soll ein oberer Eckzahn extrahiert werden, dann ist es wegen des knöchernen Vorsprunges über der Wurzel und der Einsenkung in der Region der Apex ratsam, die Kanüle durch die Schleimhaut, gegenüber dem lateralen Schneidezahn, einzustechen und sie aufwärts und leicht lateral um etwa 1 cm vorzuschieben (Abb. 123). Die Schneidezähne können auf beiden Seiten durch eine Punktion knapp seitlich zum Frenulum labiale anaesthesiert werden (Abb. 122).

Blockade des Nervus dentalis inferior und des Nervus lingualis

Der Anaesthesist sollte in der Lage sein, diesen Block auszuführen, da eine Infiltrations-Anaesthesie nicht sicher eine Analgesie der unteren Molaren bedingt. Eine Injektion von 1–2 ml der Lösung ergibt Analgesie einer

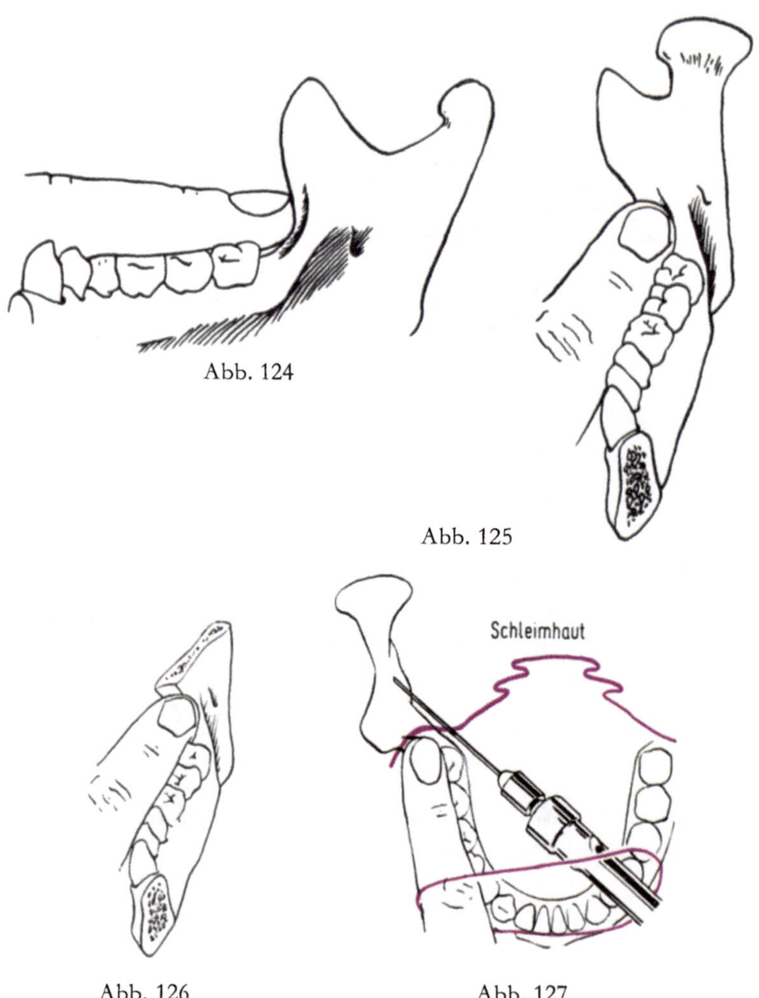

Abb. 124

Abb. 125

Abb. 126

Abb. 127

Hälfte des Unterkiefers und der Zunge mit Ausnahme der mittleren Schneidezähne, die zum Teil von der anderen Seite innerviert werden und des molaren buccalen Alveolarrandes und Zahnfleisches, die vom Nervus buccalis versorgt werden. Diese beiden Lücken werden leicht durch Injektion von ein oder zwei Tropfen der Lösung in die Schleimhaut des betreffenden Areales anaesthesiert. Die Nerven werden dort blockiert, wo sie zwischen dem Ramus mandibulae und dem Musculus pterygoideus medialis liegen, unmittelbar, bevor der Nervus dentalis inferior in den Canalis mandibularis eintritt.

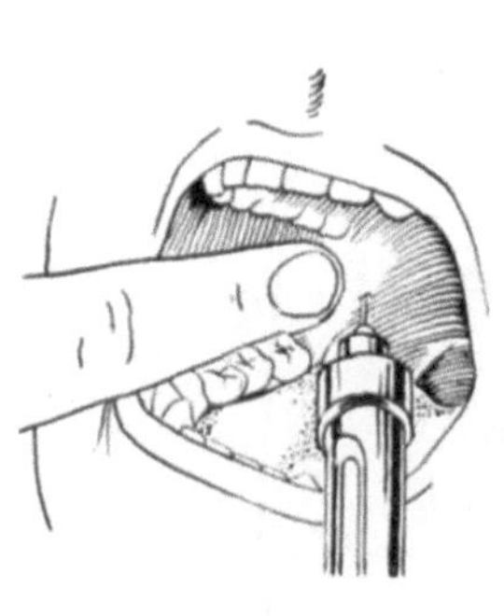

Abb. 128

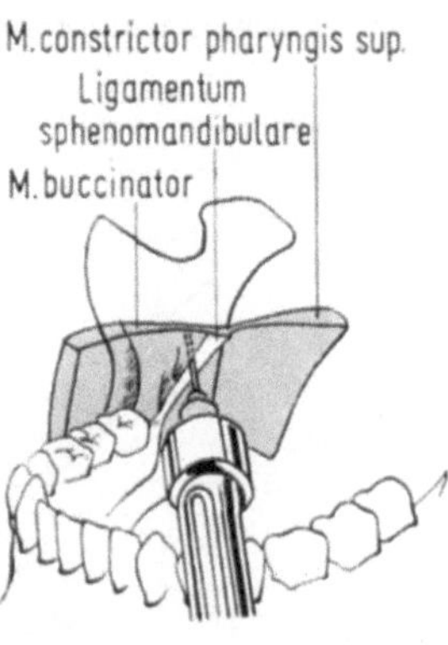

Abb. 129

Abb. 124–129. *Technik der Blockade des Nervus dentalis inferior.* Auf der rechten Seite legt man den Zeigefinger der linken Hand in einer Linie mit und unmittelbar lateral zu den unteren Molaren und palpiert so den anterioren Rand des Ramus mandibulae (Abb. 124). Nun dreht man den Finger in Uhrzeigerrichtung so, daß die Kuppe in der Fossa retromolaris liegt (Abb. 125).
Dann führt man den Finger leicht vor, bis die Spitze der Crista obliqua interna erreicht ist (Abb. 126). Der Mund muß nun ganz offen gehalten werden, und der Finger bleibt in dieser Position, bis die Injektion ausgeführt ist.
Die mit einer 42-mm-Kanüle armierte Spritze wird mit ihrem Zylinder in Kontakt zur gegenüberliegenden linken Seite des Mundes gehalten und liegt gewöhnlich über den Praemolaren (Abb. 127). Sie liegt parallel zur Occlusions-Ebene der unteren Zähne. Die Kanülenspitze wird durch die Schleimhaut 0,5–1 cm medial zur Mitte des Fingernagels eingestochen. Die Kanüle passiert unmittelbar lateral zum Ligamentum sphenomandibulare (Abb. 129). Sobald der dünne Musculus buccinator durchstochen ist, werden 0,5 ml der Lokalanaesthesie-Lösung injiziert. Damit wird der Nervus lingualis und gewöhnlich auch der Nervus buccalis longus anaesthesiert. Die Kanüle wird um ungefähr 2,5 cm vorgeschoben, bis die Spitze die mediale Fläche des Ramus nahe zum Nervus dentalis inferior erreicht. Hier werden 2 ml der Anaesthesie-Lösung langsam deponiert.
Wird Knochen in wesentlich geringerer Tiefe erreicht, dann wurde die Kanüle zu weit lateral gerichtet. Bei zu medialer Richtung kann die Kanülenspitze leicht unter den posterioren Rand des Ramus geraten und die Nerven verfehlen.

Blockade des Nervus mentalis

Der terminale Teil des Nervus dentalis inferior (zu den Eck- und Schneidezähnen und ihrem labialen Alveolarrand) und der Nervus mentalis können am Foramen mentale blockiert werden. Dieses liegt gewöhnlich in Höhe der Apex des ersten Praemolaren oder kann zwischen dieser und der

Spitze des zweiten Praemolaren gefunden werden. Die Unterlippe wird nach außen gehalten, und die Kanüle 1 cm vom Übergang in das Zahnfleisch entfernt in die Schleimhaut zwischen den Praemolaren eingestochen. Sie ist abwärts und einwärts in einem Winkel von 45° zur Vertikalen gerichtet; 0,5 ml Lokalanaestheticum werden injiziert, wenn man Kontakt

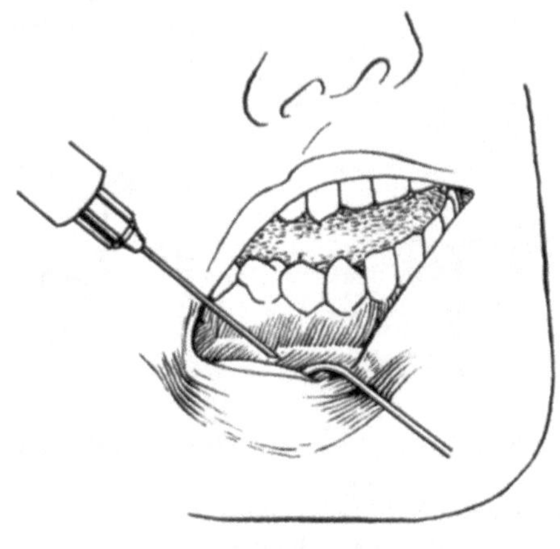

Abb. 130

mit dem Knochen hat. Nach Wirkungseintritt wird mit der Kanülenspitze das Foramen aufgesucht und langsam noch 1 ml eingespritzt. Durch diese Injektion werden gewöhnlich die zwei Praemolaren auch anaesthesiert. Sie ist indiziert, wenn diese Zähne extrahiert werden sollen, da der Nervus mentalis leichter zu indentifizieren ist als der Nervus dentalis inferior (Abb. 70 u. 130).

Kapitel XVI

Analgesie für Operationen an den Augen

Bei Eingriffen im Auge kann eine plötzliche Druckerhöhung zu einem Prolaps intraokularer Gewebeteile führen. Diese Steigerung des intraokularen Druckes ist die Folge vermehrten Venendruckes, bedingt durch Husten, Brechen und Anstrengung. Da diese Komplikationen bei dem Abflachen einer Allgemeinbetäubung nicht immer sicher verhütet werden können, wird von vielen Ophthalmologen eine örtliche Betäubung bevorzugt. Andererseits kann aber eine versehentliche Venenpunktion bei der Injektion von Lokalanaestheticum in die retrookularen Gewebe ein Hämatom verursachen. Der dadurch hervorgerufene Anstieg des intraokularen Druckes kann den Aufschub der Operation erfordern.

Oberflächen-Analgesie

Die Instillation einer 2prozentigen Cocain-Lösung in den Conjunctival-Sack ist bei den meisten Augenoperationen ein Teil der Anaesthesie-Technik. Allein bietet sie eine Analgesie für Eingriffe an der Conjunctiva und Cornea. Cocain wirkt sympathicominetisch: die Vasoconstriction ist ein geschätzter Vorteil, doch die begleitende Dilatation der Pupille schließt seine Anwendung bei Tonometrie und Glaukom-Operationen aus. Cocain bedingt auch eine temporäre Schädigung des Epithels der Cornea. Dadurch resultiert eine Trübung der Cornea. Es ist dann schwierig, unter der Operation eine abgelöste Retina zu erkennen. Deshalb wird für die Tonometrie und Operationen wegen Glaukomes und Retina-Ablösung 1prozentiges Amethocain anstatt von Cocain verwendet. Da aber diese Substanz vasodilatatorisch wirkt, ist der Zusatz von Adrenalin notwendig, wenn ein blutarmes Operationsgebiet Voraussetzung ist.

Lokale Infiltration

Diese Technik findet für Operationen an den Lidern und am Tränensack Verwendung. Trotz der Blutungs-Minderung (S. 73) wird sie wegen der Verquellung von einigen plastischen Chirurgen nicht geschätzt.

Für kleinere Eingriffe an den Lidern wird Cocain in den Conjunctival-Sack instilliert und ein geeignetes Lokalanaestheticum oberflächlich zur Tarsalplatte infiltriert.

Für die Excision eines chronisch infizierten Lacrimalsackes wird die Incisionslinie infiltriert. Dann wird am oberen Rand (1 cm oberhalb des Canthus internus) die Kanüle auf den knöchernen Orbitalrand gerichtet, um die terminalen Äste des Nervus infratrochlearis zu anaesthesieren.

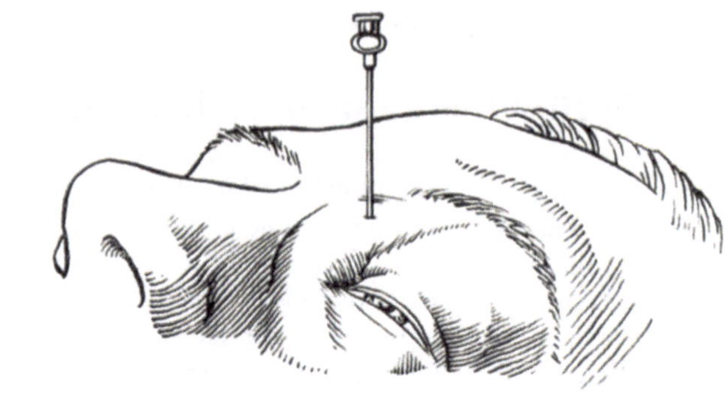

Abb. 131

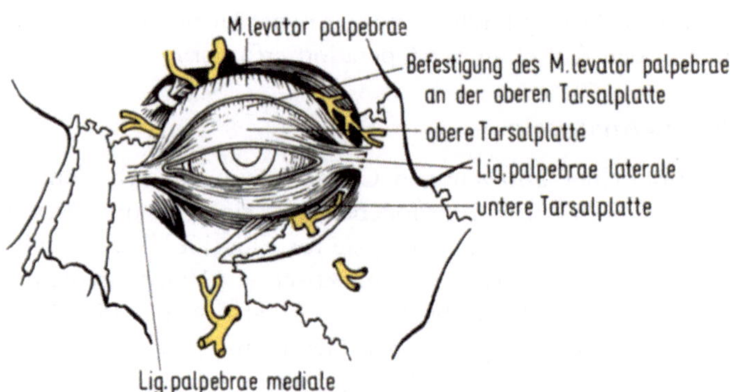

Abb. 132. Siehe auch Abb. 4

Regionale Blockaden

Für eine Dakryocystorhinostomie wird der Nervus nasociliaris innerhalb der Orbita blockiert, dort, wo er sich in die Nervi ethmoidalis anterior und infratrochlearis aufteilt (siehe Blockade des Nervus ethmoidalis anterior, S. 81). Damit wird das gesamte Operationsfeld, mit Ausnahme des unteren Endes der Incision, das vom Nervus infraorbitalis versorgt wird, anaesthesiert. Durch Infiltration der Schnittlinie wird die Anaesthesie ergänzt, die Blutung vermindert und mit der Blockade des Nervus ethmoidalis anterior die Region der Rhinostomie betäubt. Schließlich muß die gesamte Schleimhaut der betreffenden Seite mit 25prozentiger Cocain-Paste gepinselt werden (S. 75), um Blutung und Mißempfindungen beim Einführen von

Instrumenten durch die Nase zu mindern. Für plastische Operationen am Unterlid wird der Nervus infraorbitalis blockiert, wenn eine lokale Infiltration kontraindiziert ist. Das Foramen infraorbitale liegt 1 cm unter der Mitte des Infraorbitalrandes (Abb. 132). 1 ml der Lösung wird in das Foramen injiziert, wenn es mit der Spitze der Kanüle identifiziert werden kann. Andernfalls werden 2 ml in die Umgebung auf den Knochen injiziert. Die Kanüle kann aber auch im Vestibulum oris nach aufwärts in der Linie des Eckzahnes durch den Umschlag der Wangenschleimhaut zum Zahnfleisch vorgeschoben werden. Sind aus irgendeinem Grunde diese Zugänge kontraindiziert, dann kann der Hauptstamm, der Nervus maxillaris des Nervus trigeminus, anaesthesiert werden (S. 79).

Das Oberlid wird vom Nervus ophthalmicus versorgt. Die Rami palpebrales der Nervi lacrimalis, supraorbitalis und supratrochlearis werden durch Infiltration nahe dem Knochen am Supraorbitalrand blockiert.

Retrookulare Blockade

Für intraokulare Operationen wird die Conjunctiva durch Instillation von Cocain in den Conjunctival-Sack unempfindlich gemacht und der Augapfel durch einen retrookularen Block anaesthesiert. Die Injektion innerhalb des Muskelkonus (Abb. 135) anaesthesiert die inneren Teile des Auges durch Unterbrechung der afferenten Fasern in den Nervi ciliares longi und breves. Der obere Zugang wird von einigen dem inferolateralen, bei dem auf diesem Wege zum Konus die Spitze der Kanüle durch den Musculus rectus superior verläuft, vorgezogen: einige Tropfen von Lokalanaestheticum machen an dieser Stelle die Stütznaht an diesem Muskel schmerzlos.

Während der Patient nach abwärts blickt, wird eine 5 cm lange Kanüle an einer 2 ml Spritze angesetzt über der Mitte des Randes des Oberlides (0,5 cm oberhalb der Tarsal-Platte) eingestochen. Sie wird dann rückwärts, abwärts und leicht einwärts 3–4 cm vorgeschoben (Abb. 133 und 134). Die Richtung der Kanüle folgt im allgemeinen dem Verlaufe des Nervus opticus (Abb. 135). Aber am Ausgangspunkt über dem Augapfel muß die Spritze abwärts gerichtet werden, damit sie in den Muskelkonus eindringen kann.

Die Kanüle verläuft durch Haut, Subcutangewebe, in dem Muskelfasern liegen (hauptsächlich vom Musculus orbicularis oculi), Fascia palpebrae, Orbitalfett, Musculus palpebrae superior und Musculus rectus superior, um in den Muskelkonus, in dem die Nerven liegen, zu gelangen. Abgesehen von der Fascia palpebrae, sind diese Gewebe weich und können nicht identifiziert werden, wenn sie von der Kanüle durchstochen werden. Beim Einführen der dünnen Kanüle werden 0,5 ml injiziert, um Venen zu verdrängen und den Musculus rectus superior zu anaesthesieren. Dann werden, nach einem Aspirationstest, weitere 1–1,5 ml innerhalb des Muskelkonus deponiert.

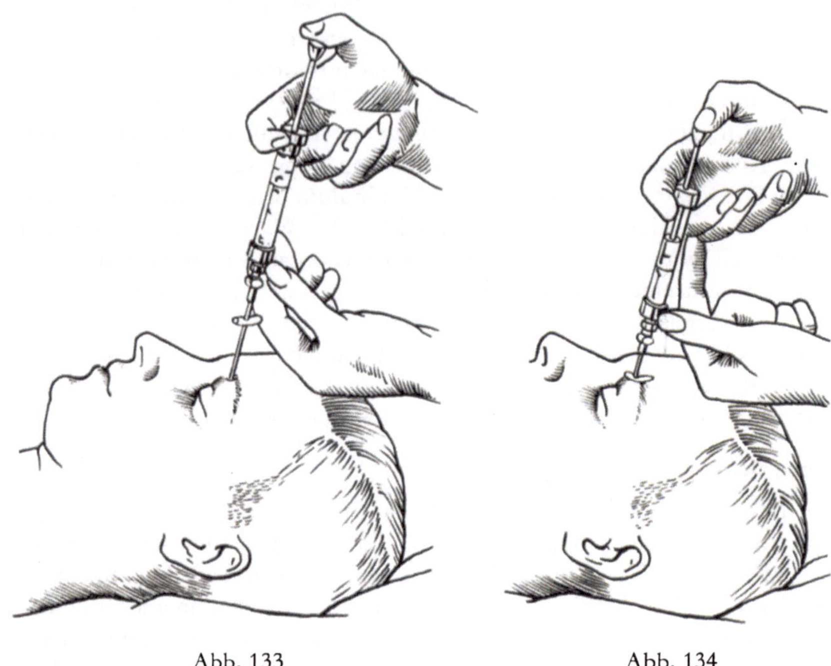

Abb. 133 Abb. 134

Abb. 133–134. Retrooculäre Blockade

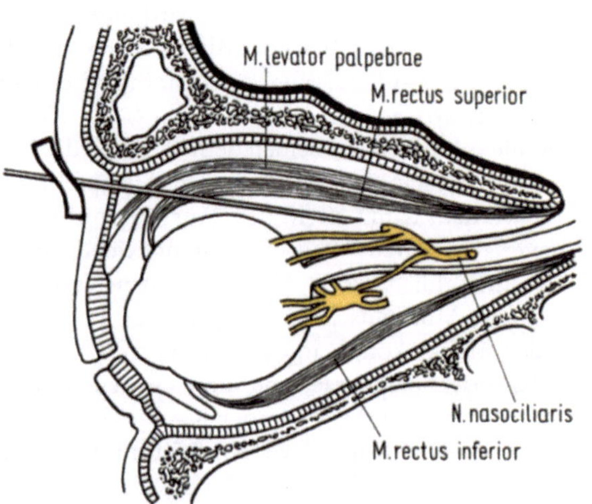

Abb. 135. Verlauf der Kanüle

Gefahren

Trotz der Vorsicht, beim Vorschieben der Kanüle zu injizieren, entwickelt sich gelegentlich eine retro-oculäre Blutung. Durch diese Volumenvergrößerung des Orbitainhaltes kann Proptosis (Exophthalmus) und einen Anstieg des intraocularen Druckes verursacht werden, so daß es ratsam ist, eine intraoculare Operation aufzuschieben (siehe Anfangs-Kapitel). Die Behandlung besteht im sofortigen Anlegen einer festen Kompresse und Bandage.

Auch die übermäßige Deponierung von Lösung innerhalb des Muskelkonus kann zum Anstieg des intraocularen Druckes führen. Deshalb sollten nicht mehr als 2 ml eingespritzt werden. Der Anfänger hat natürlich Angst, den Augapfel oder Nervus opticus zu verletzen. Die Sklera des Augapfels und die Durahülle des Nervus opticus sind beide fest und leicht zu erkennen, wenn die Spitze der Kanüle diese Gewebe erreicht. Der Nervus opticus hat einen zusätzlichen Schutz vor Verletzung, da er nicht straff gespannt, sondern etwas beweglich ist und so dazu neigt, verschoben und nicht von der Kanüle durchstochen zu werden.

Blockade des Nervus facialis

Ein intraocularer Druckanstieg resultiert auch durch das „Zusammenkneifen der Lider". Dieses Zusammenkneifen der Lider kann durch Lähmung des Musculus orbicularis oculi verhütet werden, wodurch gleichzeitig eine bessere Darstellung des Augapfels erreicht wird. Die oberen Äste des Nervus facialis, die diesen Muskel versorgen, werden in der Glandula parotis blockiert, wo sie oberflächlich zum Collum mandibulae liegen (Abb. 37). Der Condylus wird identifiziert und die Kanüle unmittelbar unter dem palpierenden Finger zum Knochen hin eingestochen. Es werden 4 ml der Lösung injiziert, während die Kanüle langsam zurückgezogen wird.

Kapitel XVII

Analgesie der oberflächlichen Gewebe

Die Kopfhaut

In der Kopfhaut verlaufen die peripheren Nerven in dem straffen Subcutan-Gewebe, das fest sowohl mit der unterliegenden Aponeurosis epicranii als auch mit der Haut verbunden ist. Das erschwert eine Infiltration. Infolge dieser Fixierung der Gewebe sammelt sich Flüssigkeit, sogar unter großem Druck injiziert, nicht lokal unter Bildung einer Anschwellung an, sondern breitet sich nur langsam und gleichmäßig aus und macht die Haut dort blaß, wo sie vordringt.

Wird die Aponeurosis epicranii versehentlich durchstochen, dann findet man bei der Injektion wenig Widerstand, da sich die Flüssigkeit weit ausbreiten kann: es wird eine flüchtige lokale Anschwellung bemerkt, aber es tritt weder ein Abblassen der Haut ein, noch wird eine Analgesie hervorgerufen.

Bei neurochirurgischen Operationen wird die Schnittlinie infiltriert, um Analgesie und ein trockenes Operationsfeld zu gewährleisten, gleich, ob eine Allgemeinbetäubung gegeben wird, oder nicht. Mit einer feinen Kanüle wird eine Hautquaddel angelegt und durch diese eine größere Kanüle eingestochen, um einen im Durchmesser von etwa 10 cm großen Bezirk zu infiltrieren. Nun wird diese größere Kanüle an der Peripherie des anaesthesierten Areales eingeführt, in der richtigen Schicht entlang der vorgesehenen Schnittlinie für 4–5 cm vorgeschoben und eine zweite Injektion vorgenommen. Dieses Vorgehen wird wiederholt und ist besser als der Versuch, eine lange biegsame Kanüle in der richtigen Schicht rund um die Biegung des Schädels zu führen. Beim bewußtlosen Patienten ist eine Hautquaddel unnötig. Die Punktionen können weiträumiger vorgenommen werden und die Infiltrationsbezirke fließen zusammen. Für Bohrlöcher am Schädel beim bewußten oder halbbewußten Patienten zur Ventriculographie etc., wird eine Hautquaddel mit einer dünnen Kanüle über der vorgesehenen Stelle des Bohrloches gelegt. Durch Injektion mit einer größeren Kanüle wird der anaesthesierte Bezirk erweitert.

Mit der dargestellten Technik werden die Gewebe unter der Aponeurosis epicranii nicht anaesthesiert. Glücklicherweise ist das Periost verhältnismäßig unempfindlich. Aber das Abklemmen von Gefäßen kann eine Mißempfindung hervorrufen, die stark genug ist, um den Patienten zu beunruhigen. Einige Chirurgen infiltrieren diese Schicht, um die Gewebe zu trennen und die Blutstillung zu unterstützen.

Die laterale Grenze der Aponeurosis epicranii ist die Linea temporalis superior. Unter dieser, über der Fossa temporalis, ist Analgesie schwieriger zu erzielen, da der Musculus temporalis und die Fascie über ihm beide empfindlich sind. Die Schnittlinie muß infiltriert werden und die Infiltration muß durch die ganze Dicke der Muskulatur bis hin zum knöchernen Schädel fortgesetzt werden.

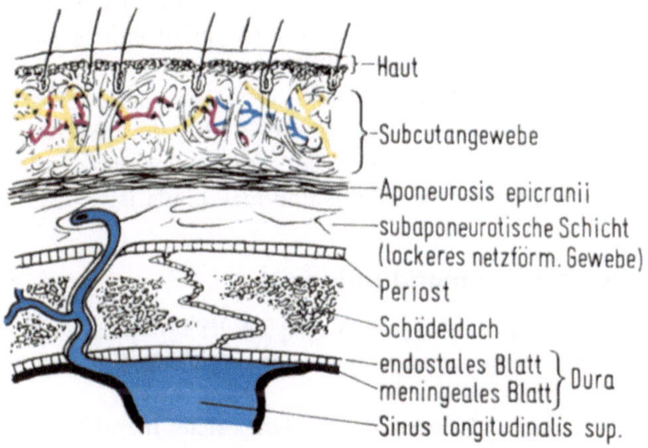

Abb. 136. Schichten der Kopfhaut – schematisch

Für die Excision und Versorgung von Wunden der Kopfhaut wird ein Feldblock angewendet, da es unerwünscht ist, verletzte Gewebe zu infiltrieren. Aus Abb. 49 ersieht man, daß die nervöse Versorgung eines bestimmten Kopfhautbezirkes durch Anlegen einer Lokalanaesthesie-Barriere unterbrochen werden kann. In der Scheitelregion, wo der Nervus supraorbitalis und der Nervus occipitalis major sich treffen, muß sich die Infiltration vor und hinter der Wunde wie auch unter ihr ausdehnen. Liegt die Wunde nahe der Mittellinie, dann muß sie kreisförmig umspritzt werden. Bei einer sehr ausgedehnten Wunde kann die ganze Kopfhaut durch Infiltration rund um die Circumferens anaesthesiert werden. Diese Blockaden der Kopfhaut werden in der oberflächlichen Schicht vorgenommen (siehe oben). Die Hauptstämme der Nerven liegen nur an ihren Austrittspunkten nahe am Knochen: sie treten sofort in das Subcutangewebe ein.

Das Gesicht

Der Barrieren-Typ des Feldblocks ist, so nützlich im Bereich der Kopfhaut, im Gesicht ungeeignet, da hier die Nerven unterschiedlich verteilt sind. Abb. 49 zeigt, daß die terminalen Äste des Nervus trigeminus nach Austritt aus den Knochen sofort ausstrahlen, um einen relativ kleinen Hautbezirk zu versorgen. Manchmal ist es zweckmäßig, einen Nerven im Bereich seines Foramens zu blockieren. Zum Beispiel: eine Wunde des Unterlides und über der Wölbung der Wange kann unter Blockade des Nervus infraorbitalis excidiert und genäht werden (S. 109): eine Wunde des Kinns kann unter Blockade des Nervus mentalis behandelt werden (S. 105). Es muß darauf aufmerksam gemacht werden, daß die in Abb. 50 dargestellten Areale in Wirklichkeit erheblich kleiner wegen des Übergreifens benachbarter Nerven sind und es auch individuelle Variationen gibt. Erstreckt sich eine Wunde bis nahe zur Mittellinie, so ist eine oberflächliche Mittellinien-Barriere zur Unterbrechung der terminalen Fasern von der unbeteiligten Seite her einer bilateralen Blockade der Nerven vorzuziehen. Beteiligt die Wunde die Gebiete des Nervus zygomaticus und Nervus buccalis, so ist es im allgemeinen vorteilhafter, nicht diese Äste zu blockieren, sondern ihre Ausgangsstämme: die Nervi maxillaris und mandibularis

Blockade des Nervus mandibularis

Der Nervus mandibularis wird nach Verlassen des Foramen ovale unmittelbar hinter dem oberen freien Rande der Lamina pterygoides lateralis blockiert.

Man erreicht diesen Nerven durch den Sulcus mandibularis, aber er kann selten durch direkte Palpation genau lokalisiert werden. Ist der Mund geöffnet, dann liegt der Condylus mandibulae vorn auf dem Gelenkvorsprung und kann in dieser Position leicht gefühlt werden. An dieser Stelle wird die Haut markiert, und nach Schließen des Mundes liegt dieser Punkt über dem Sulcus mandibularis (Abb. 137 und 138).

Die Kanüle wird horizontal eingestochen, doch minimal nach vorn gerichtet. Nach ungefähr 4 cm erreicht die Kanülenspitze den oberen Anteil der Lamina pterygoides lateralis, nahe ihres hinteren Randes. Die Marke wird nun 0,5 cm von der Haut entfernt gesetzt, und die Kanüle wird so weit zurückgezogen, daß sie im rechten Winkel vorgeschoben werden kann. Hat die Marke die Haut erreicht, dann liegt die Kanülenspitze unmittelbar hinter der Basis der Lamina pterygoides lateralis, und direkt unter der Verlaufsrichtung des Nervus mandibularis (Abb. 139). Hier werden 2 ml der Lösung injiziert und weitere 5 ml, während die Kanüle langsam um 1 cm zurückgezogen wird: so wird eine Barriere quer zum Verlauf des Nerven gelegt. Trifft die Kanüle den Nerven selbst, dann ist die Schmerzreaktion unverkennbar. Zwar tritt die Analgesie sonst langsamer ein, doch ist sie gleich wirksam, wenn Paraesthesien nicht ausgelöst werden.

Die Kanüle verläuft durch die Haut, oberflächliche und tiefe Fascie, den oberen Teil der Glandula parotis, den Musculus masseter, die hinteren Fasern des Musculus temporalis und den Musculus pterygoideus lateralis.

Unter dem Nervenstamm liegt der Musculus tensor veli palatini und noch tiefer der knorpelige Abschnitt der Tuba auditiva, nahe ihrem Eintritt in den Pharynx.

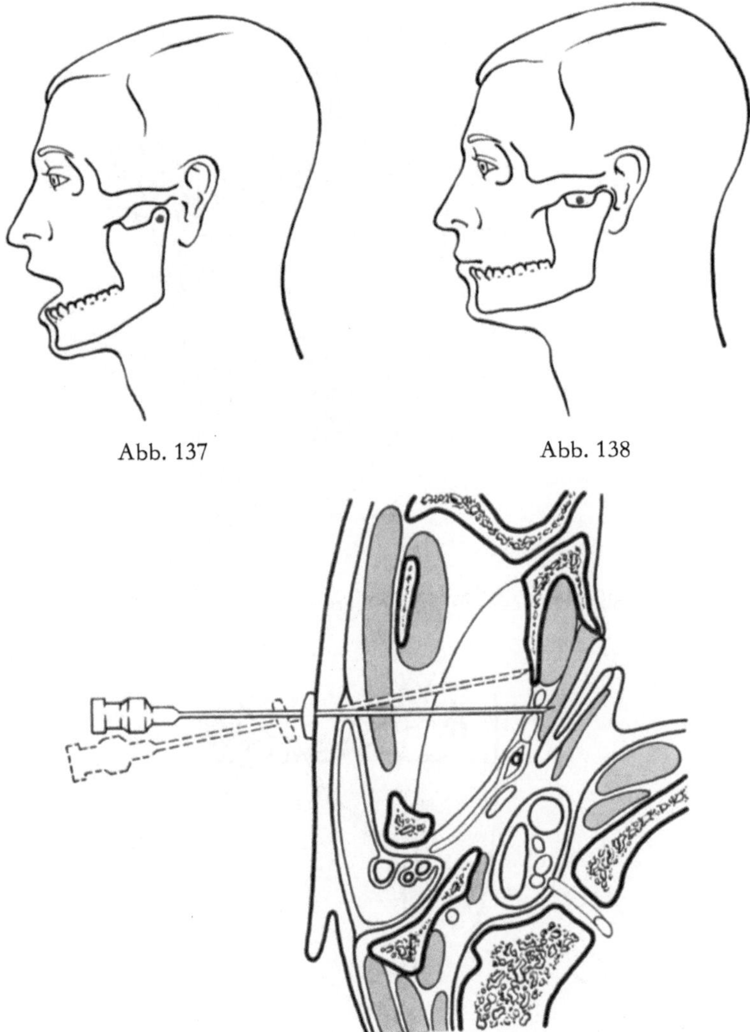

Abb. 137

Abb. 138

Abb. 139. Horizontaler Schnitt – vergleiche mit Abb. 20

Man kann in geringerer Tiefe als vermutet auf knöchernen Widerstand stoßen.

Liegt das Hindernis oberflächlich, so ist wahrscheinlich die Kanüle zu tief eingestochen worden, um in den Sulcus mandibularis einzudringen.

Ein knöchernes Hindernis in größerer Tiefe ist durch die Schädelbasis bedingt (Abb. 141): die Kanüle muß dann fast bis zum Hautniveau zurückgezogen und leicht abwärts gerichtet werden.

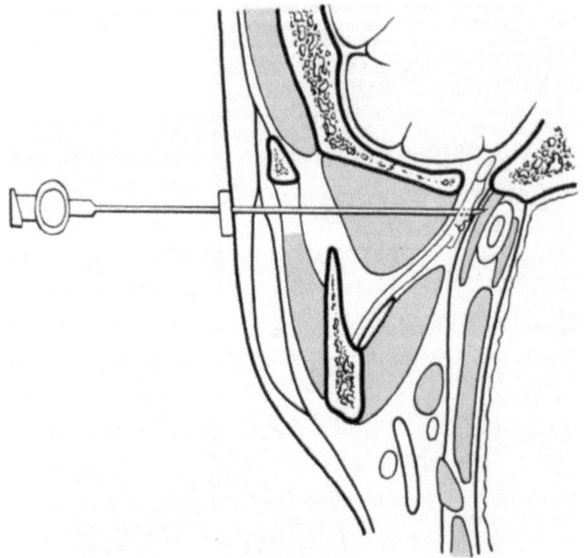

Abb. 140. Verticalschnitt – vergleiche mit Abb. 21

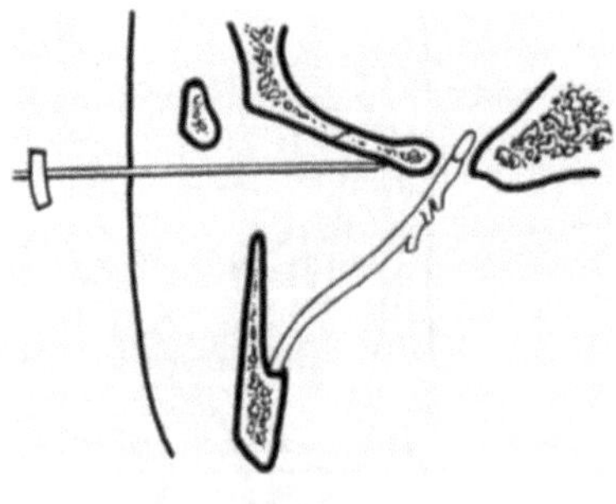

Abb. 141

Wird jedoch die Kanüle zu tief eingestochen, dann trifft man auf den knorpeligen Widerstand der Tuba auditiva. Die oberflächlichen Gewebe in dieser Region – die Hüllen der Glandula parotis, der Articulatio temporomandibularis und die sehnigen Fasern des Musculus masseter – sind straff und empfindlich: dieser Bezirk muß beim Durchstechen großzügig infiltriert werden. Bei Korrektur der Kanülenrichtung ist es wichtig, daß die Kanülenspitze erst bis nahe der Hautebene zurückgezogen wird.

Blockade des Nervus maxillaris durch den Sulcus mandibularis

Die Kanüle wird horizontal eingeführt und um 30° nach vorn gerichtet. Der Knochen wird in einer Tiefe von ungefähr 5 cm erreicht. Die Kanülen-Spitze liegt nun dicht bei der Fissura pterygomaxillaris, entweder an der posterioren Fläche der Maxilla oder am anterioren Teil der Lamina pterygoidea lateralis. 4 ml der Lösung werden injiziert und weitere 3 ml während die Kanüle um 1 cm zurückgezogen wird. Dieser Zugang ist nicht so befriedigend, wie der auf S. 79 beschriebene, aber er ist gerechtfertigt, wenn ein Block des Nervus mandibularis zur selben Zeit benötigt wird.

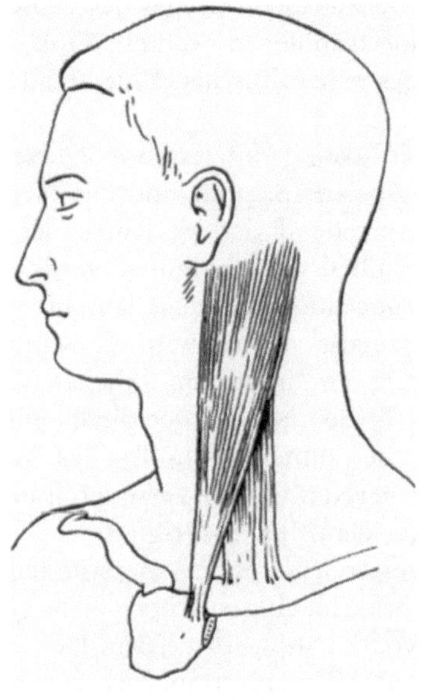

Abb. 142

Für bestimmte Eingriffe im Gesicht bietet die lokale Infiltration, wie in der Neurochirurgie, eine zufriedenstellende Analgesie und ein trockenes Operationsfeld trotz der Vascularisation dieser Region.

Äußeres Ohr und Hals

Die nervöse Versorgung des äußeren Ohres ist variabel. Abgesehen von dem Bezirk, der vom Nervus auriculotemporalis innerviert wird, erfolgt die Versorgung durch den Nervus auricularis magnus und die Nervi occipitales minores. Diese können entweder am Mittelpunkt des hinteren Randes des Musculus sternocleidomastoideus (siehe unten) oder durch eine oberflächliche Barriere quer über diesem Muskel unmittelbar unter dem Ohr blokkiert werden (Abb. 43). Der Nervus transversus colli anterior und auch die Nervi supraclaviculares können am Mittelpunkt der hinteren Grenze des Muskels anaesthesiert werden.

Der hintere Rand des dicken fleischigen Teiles des Musculus sternocleidomastoideus wird oft fälschlich für die eigentliche hintere Grenze angesehen, die weiter hinten liegt und dünn und strangförmig weniger leicht palpabel ist. *Der posteriore Rand des Muskels verläuft parallel zum anterioren und dehnt sich von der Verbindung des medialen und mittleren Drittels der Clavicula* bis zu einem Punkt an der Linea nuchalis superior aus, dicht hinter dem Processus mastoideus (Abb. 142).

Am Mittelpunkt des posterioren Randes des Musculus sternocleidomastoideus wird eine dünne Kanüle im rechten Winkel durch die Haut und Fascia superficialis eingestochen, bis der Widerstand der tiefen Fascie gefühlt wird.

Hier werden 5 ml der Lösung injiziert, um den Nervus transversus colli anterior den Nervus auricularis magnus und den Nervus occipitalis minor zu anaesthesieren. Entsprechend des Verlaufes der angeführten Nerven können zusätzlich Injektionen vorgenommen werden, wo sie oberflächlich über den Musculus sternocleidomastoideus laufen.

Für den Nervus auricularis magnus wird die Kanüle senkrecht aufwärts parallel zu und ungefähr 2 cm hinter dem üblichen Verlauf der Vena jugularis externa gerichtet; für den Nervus occipitalis minor wird sie aufwärts und rückwärts entlang des hinteren Randes des Musculus sternocleidomastoideus geführt; für den Nervus transversus colli anterior wird die Kanüle horizontal vorwärts über den Muskel dirigiert.

Um die Nervi supraclaviculares zu anaesthesieren, wird die Kanüle ebenso wie oben beschrieben eingestochen, aber gerade durch die tiefe Fascie vorgeschoben, wo 5 ml injiziert werden. Der terminale Teil des Nervus accessorius, der den Musculus trapecius versorgt, kann bei diesem Block beteiligt werden.

Kapitel XVIII

Blockade des Ganglion Stellatum

Die sympathische Versorgung zu Kopf, Hals und Arm kann am Ganglion stellatum unterbrochen werden. (Gelegentlich laufen jedoch einige sympathische Fasern am Ganglion vorbei zum Oberarm, indem sie in den grauen Ästen direkt vom Ganglion thoracicum II zum Nervus thoracicus I ziehen.)

Es sind mehrere Techniken beschrieben worden [1, 2, 3]. Zielt die Kanüle direkt auf den Hals der ersten Rippe, vor dem das Ganglion stellatum liegt, dann muß mit dem Risiko eines Pneumothorax gerechnet werden. Es kann aber auch die Kanüle genügend weit oberhalb der Pleura eingestochen werden und auf die Ausbreitung eines größeren Volumens der Lösung bis zum Ganglion vertraut werden. Das ist die Grundlage des anterioren Zuganges, der zuerst von LERICHE [4] und später von APGAR [5] beschrieben wurde.

Technik. Der Patient liegt mit gut extendiertem Kopf in Rückenlage. Eine Hautquaddel wird 3–4 cm oberhalb des oberen Randes des medialen Endes der Clavicula angelegt, unmittelbar lateral der Trachea. Die Arteria carotis communis wird palpiert und eine 5 cm lange Kanüle direkt dorsal zwischen ihr und der Trachea eingestochen. Ein Teil des inferioren Poles der Glandula thyreoidea kann durchstochen werden. Auf der linken Seite liegt auch bei guter Extension des Kopfes der Oesophagus nahe dem Verlaufe der Kanüle. Wir haben von keinen schwerwiegenden Komplikationen dadurch gehört. Die Kanüle passiert medial und ausreichend oberhalb der Pleurakuppel, um den Körper des Halswirbels zu erreichen. Nun wird die Kanüle um 0,5–1 cm zurückgezogen, worauf ihre Spitze in oder leicht posterior zu der Ebene liegt, in der die cervicale Sympathicuskette direkt vor der praevertebralen Fascie, die den Musculus cervicalis longus bedeckt, verläuft. Nach einem Aspirationstest werden 5 ml der Lösung injiziert und weitere 5 ml, während die Kanüle langsam um einen weiteren Zentimeter zurückgezogen wird. Dieses Volumen der Lösung reicht aus, um sowohl abwärts als auch lateralwärts etwa 1–2 cm bis zum Ganglion zu diffundieren.

Der Patient muß vorher aufmerksam gemacht werden, beim Einstechen der Kanüle nicht zu husten oder zu schlucken. Diese Reaktion ist wahrscheinlich durch Reizung des Nervus laryngeus recurrens, der nach der

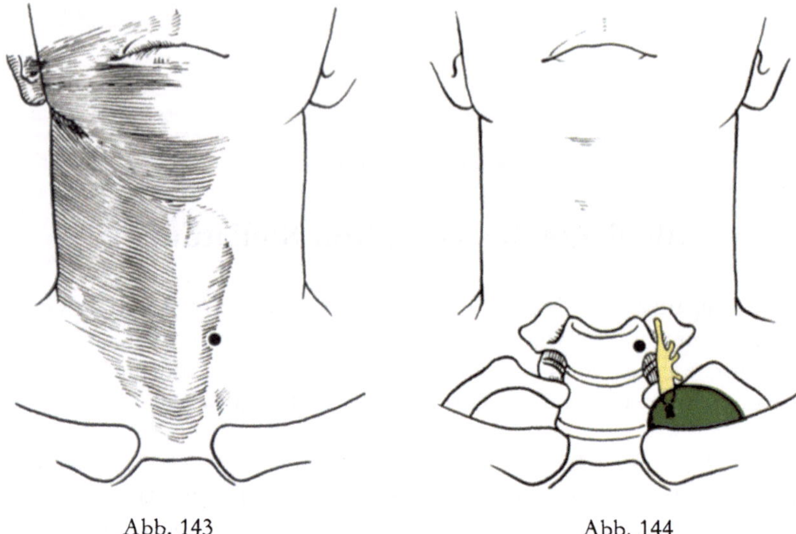

Abb. 143

Abb. 144

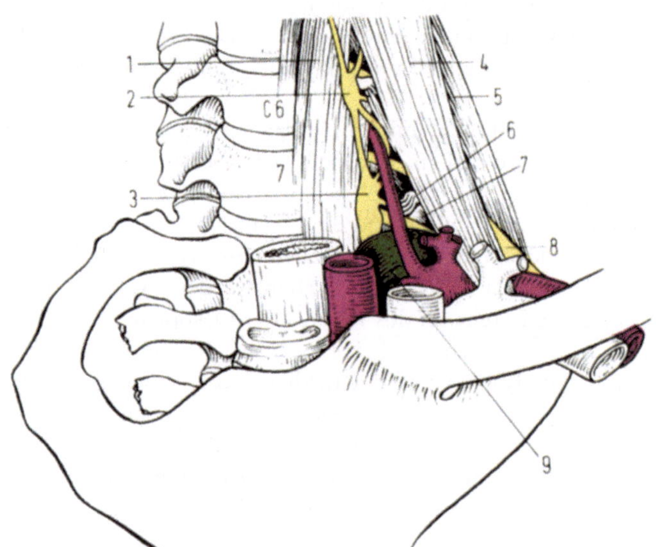

1. Musculus colli longus
2. Ganglion cervicale medium
3. Ganglion stellatum
4. Musculus scalenus anterior
5. Musculus scalenus medius
6. Processus transversus des 1. Rückenwirbels
7. Tuberculum der 1. Rippe
8. Plexus brachialis
9. Pleurakuppel

Abb. 145

Injektion gewöhnlich gelähmt wird, oder durch Irritation der Oesophaguswand bedingt.

Ist der anteriore Zugang nicht möglich oder erfolglos, dann sollte man von der von BRYCE-SMITH beschriebenen Technik Gebrauch machen [6].

Im Jahre 1869 beschrieb HORNER [7] drei Zeichen der Lähmung des Sympathicus, die gewöhnlich als Horner'sches Syndrom bezeichnet werden:

1. Myosis – enge Pupille;
2. Enophthalmus – Einsinken des Augapfels;
3. Ptosis – Herabsinken des Oberlides.

Zusätzliche Merkmale sind seitdem beschrieben worden [8]:

4. Unilaterale Blockade der Nase – diese ist auf das Anschwellen der nasalen Schleimhaut als Folge der Vasodilatation zurückzuführen;
5. Rötung der Haut und vermehrte Vascularisation der Conjunctiva;
6. Dilatation der oberflächlichen Venen;
7. Anhydrosis – Fehlen von Schwitzen. Dieses Zeichen wird nur entdeckt, wenn der Patient auf der anderen Seite schwitzt.

Literatur

[1] MANDL, F.: Arch. klin. Chir. **136**, 495 (1925).
[2] GOINARD, M. P.: Mém. Acad. Chir. **62**, 258 (1936).
[3] VOLPITTO, P. P. und W. A. RISTEEN: Anesthesiology **5**, 491 (1944).
[4] LERICHE, R. und R. FONTAINE: Pr. méd. **42**, 849 (1934).
[5] APGAR, V.: Anesth. Analg. **27**, 49 (1948).
[6] BRYCE-SMITH, R.: Anaesthesia **7**, 154 (1952).
[7] HORNER, J. F.: Klin. Mbl. Augenheilk. **7**, 193–198 (1869).
[8] MACINTOSH, R. R. und W. W. MUSHIN: Örtliche Betäubung: Plexus brachialis, S. 28, 29, Springer-Verlag 1967.

Sachverzeichnis

Erschienene Bände:

---

1 **Resuscitation Controversial Aspecta.** Chairman and Editor: Peter Safar. VI, 64 pages, 1963. DM 10,—

2 **Hypnosis in Anaesthesiology.** Chairman and Editor: Jean Lassner. VIII, 51 pages, 1964. DM 8,50

3 **Schock und Plasmaexpander.** Herausgegeben von K. Horatz und R. Frey. 60 Abb., VIII, 154 Seiten, 1964. DM 18,—

4 **Die intravenöse Kurznarkose mit dem neuen Phenoxyessigsäurederivat Propanidid** (Epontol®). Herausgegeben von K. Horatz, R. Frey und M. Zindler. 163 Abb., XII, 318 Seiten, 1965. DM 21,—

5 **Infusionsprobleme in der Chirurgie.** Unter dem Vorsitz von M. Allgöwer. Leiter und Herausgeber: U. F. Gruber. 14 Abb., IX, 108 Seiten, 1965. DM 7,20

6 **Parenterale Ernährung.** Herausgegeben von K. Lang, R. Frey und M. Halmágyi. 47 Abb., X, 156 Seiten, 1966. DM 19,60

7 **Grundlagen und Ergebnisse der Venendruckmessung zur Prüfung des zirkulierenden Blutvolumens.** Von V. Feurstein. 21 Abb. und 2 Tab., VIII, 37 Seiten, 1965. DM 9,60

8 **Third World Congress of Anaesthesiology.** 46 Fig. and 10 Tables, XI, 173 pages, 1966. DM 24,—

9 **Die Neuroleptanalgesie.** Herausgegeben von W. F. Henschel. 80 Abb., XII, 207 Seiten, 1966. DM 36,—

10 **Auswirkungen der Atemmechanik auf den Kreislauf.** Von R. Schorer. 17 Abb., VIII, 58 Seiten, 1965. DM 14,—

11 **Der Elektrolytstoffwechsel von Hirngewebe und seine Beeinflussung durch Narkosemittel.** Von W. Klaus. 26 Abb., VIII, 97 Seiten, 1967. DM 20,—

12 **Sauerstoffversorgung und Säure-Basenhaushalt in tiefer Hypothermie.** Von P. Lundsgaard-Hansen. 15 Abb., VIII, 91 Seiten, 1966. DM 18,—

13 **Infusionstherapie.** Herausgegeben von K. Lang, R. Frey und M. Halmágyi. 115 Abb., VIII, 246 Seiten, 1966. DM 39,60

14 **Die Technik der Lokalanaesthesie.** Von H. Nolte. 29 Abb., VIII, 53 Seiten, 1966. DM 6,—

15 **Anaesthesie und Notfallmedizin.** Herausgegeben von K. Hutschenreuter. 94 Abb., XII, 286 Seiten, 1966. DM 48,—

16 **Anaesthesiologische Probleme der HNO-Heilkunde und Kieferchirurgie.** Herausgegeben von K. Horatz und H. Kreuscher. 3 Abb., VIII, 39 Seiten, 1966. DM 9,60

17 **Probleme der Intensivbehandlung.** Herausgegeben von K. Horatz und R. Frey. 50 Abb., XII, 119 Seiten, 1966. DM 19,80

18 **Fortschritte der Neuroleptanalgesie.** Herausgegeben von M. Gemperle. 60 Abb. und 27 Tab., X, 148 Seiten, 1966. DM 19,80

19 **Örtliche Betäubung. Plexus brachialis:** Sir Robert R. Macintosh und W. W. Mushin. 32 Abb., VIII, 32 Seiten, 1967. DM 12,—

Erschienene Bände (Fortsetzung):

---

20 **Anaesthesie in der Herz- und Gefäßchirurgie.** Herausgegeben von O. Just und M. Zindler. 70 Abb., X, 209 Seiten, 1967. DM 39,60

21 **Die Hirndurchblutung unter Neuroleptanaesthesie.** Von H. Kreuscher. 19 Abb., VIII, 85 Seiten, 1967. DM 19,80

22 **Ateminsuffizienz.** Von H. L'Allemand. 22 Abb., VIII, 90 Seiten, 1968. DM 22,—

24 **Ventilation und Atemmechanik bei Säuglingen und Kleinkindern unter Narkosebedingungen.** Von J. Wawersik. 84 Abb., X, 151 Seiten, 1967. DM 32,—

27 **Langzeitbeatmung.** Herausgegeben von Ch. Lehmann. 39 Abb., XIV, 94 Seiten, 1968. DM 24,—

28 **Die Wiederbelebung der Atmung.** Von H. Nolte. 29 Abb., XII, 89 Seiten, 1968. DM 8,—

In Vorbereitung:

---

23 **Geschichte der chirurgischen Anaesthesie.** Von Th. E. Keys

25 **Morphinartige Analgetica und deren Antagonisten.** Von F. F. Foldes

29 **Kontrolle der Ventilation in der Neugeborenen- und Säuglingsanaesthesie.** Von U. Henneberg